食物アレルギーキャラクター図鑑

安心して食事ができる！

監　修：赤澤　晃　東京都立小児総合医療センター アレルギー科部長
イラスト：いとうみつる

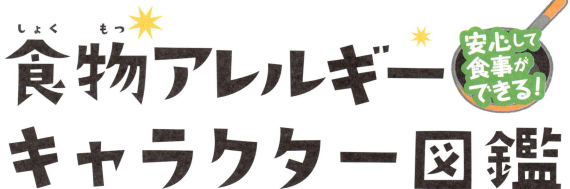

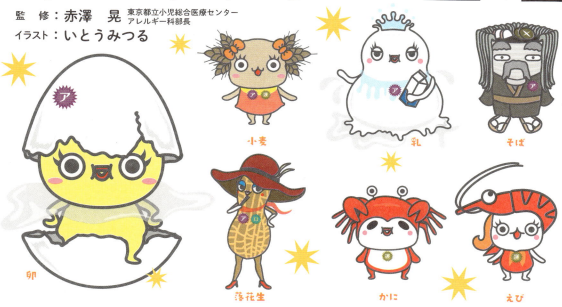

日本図書センター

はじめに

　みなさんは、「食物アレルギー」ということばを聞いたことがありますか？　いま、食物アレルギーをもつこどもの数が増えています。みなさんのなかにも「ぼくは小麦アレルギーだから、パンもうどんも食べられないんだ」とか、「わたしの弟は、卵アレルギーがあるよ」という人がいるのではないでしょうか。

　食物アレルギーとは、特定の食べものを食べたりさわったりすることで、息が苦しくなる、皮ふが赤くはれるといった症状が出る反応のこと。ひどい場合には、命にかかわることもあります。いまは食物アレルギーをもっていない人が、将来、食物アレルギーになってしまうことだってあるのです。

　こんなふうに聞くと、「食物アレルギーってなんだか怖い」と感じるかもしれませんね。でも大丈夫！　正しい知識を身につければ、安心

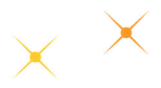

して食事ができるようになるのです。

　この本では、食物アレルギーの原因になる食べものたちが、個性豊かなキャラクターになって登場！　食物アレルギーについて、ていねいに教えてくれます。キャラクターは全部で27。「食物アレルギーの原因になりやすいから、食品のパッケージに表示しなければならない。あるいは表示したほうがよい」と、国が定めている食べものです（表示については、68ページでくわしく紹介しています）。

　さあ、さっそくこの本を読んで、食物アレルギーの博士になっちゃいましょう。そして、食べものからたくさんの栄養素を取りいれて、からだも心も元気に育ってください！

東京都立小児総合医療センター　アレルギー科部長　赤澤 晃

＊この本の情報は、2017年12月時点のものです

✨ も く じ ✨

- はじめに 2
- この本の見方 6
- 食物アレルギーたんけん隊 7
- 食物アレルギーのキホン 8

注意しよう！ キケンが多い7つの食べもの ……… 12
- 卵ちゃん 14
- 乳クィーン 16
- 小麦ちゃん 18
- そばじいさん 20
- 落花生姉さん 22
- えびちゃん・かにくん 24

これにも注意！ 気にしておきたい20の食べもの … 32
- キウイおじさん 36
- バナナくん 37
- オレンジ姉さん 38
- もも侍・りんご姫 39
- カシューナッツちゃん 40
- くるみさん 41
- 大豆どの 42
- ごまトリオ 48
- やまいも仙人 49

まつたけぼっちゃん ……………………………… 50

いかちゃん ……………………………… 51

あわび皇帝 ……………………………… 52

いくらベイビーズ ……………………………… 53

さけっち・さばっち ……………………………… 54

鶏肉ガール ……………………………… 56

牛肉マン ……………………………… 57

豚肉ボーイ ……………………………… 58

ゼラチンちゃん ……………………………… 59

こんな食べものにも注目！（パイナップルくん、マンゴーちゃん、すいかくんなど）…… 60

食物アレルギーのこと、みんなで知っておこう ……………………………… 72

《ひとりでやってみよう！》食物アレルギークイズ！ ……………………… 74

食物アレルギーキャラクターリスト ……………………………… 76

くわしく知ろう！

アナフィラキシー ……………… 26

アレルギーマーチ ……………… 28

交差抗原性と交差反応 ………… 44

口腔アレルギー症候群 ………… 45

ラテックス・フルーツ症候群 … 46

食品表示の見方 ……………… 68

安心♡プラス

こんな場面に注意！ ……………… 30

食物アレルギーじゃないかも!? ……… 47

自分の食物アレルギーを正しく知ろう … 64

食物アレルギーがある！ とわかったら … 66

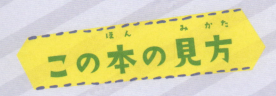

この本の見方

この本には、食物アレルギーの原因になりやすい食べものが、キャラクターになって登場します。それぞれの食べものの特徴や、食事をするときの注意などを、キャラクターたちが紹介していきます。

- アレルギーの原因になりやすい食べもののおもな特徴を、ひと言であらわしているよ。
- アレルギーの原因になりやすい食べものの名前だよ。
- アレルギーの原因になりやすい食べもののイメージをイラストにしたキャラクターだよ。
- アレルギーの原因になりやすい食べものの特徴を、くわしく説明しているよ。

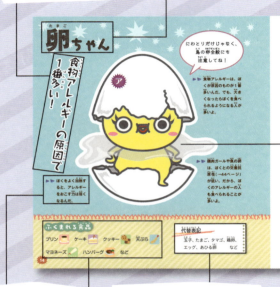

- アレルギーの原因になりやすい食べものの特徴を簡単に紹介しているよ。
- このページの食べものがふくまれている、食品の例を紹介しているよ。
- このページの食べものの、ほかの言いかたを紹介しているよ（→69ページ）。
- よりくわしい情報や豆知識を紹介しているよ。
- おいしく安全に食事をするためのポイントなどを、説明しているよ。

キャラクターには、それぞれの特徴をあらわすマークがついているよ。

- ア … アナフィラキシー（→26ページ）の原因となる食べもの上位5つ。
- 運 … 食物依存性運動誘発アナフィラキシー（→26ページ）の原因となる食べもの上位3つ。
- 口 … 口腔アレルギー症候群（→45ページ）がおこる可能性のある食べもの。
- ラ … ラテックス・フルーツ症候群（→46ページ）がおこる可能性のある食べもの。

食物アレルギー たんけん隊

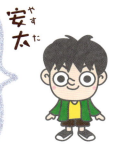

安太
食べることが大すきな男の子。すききらいがないのがじまん。食物アレルギーのことはよく知らない。

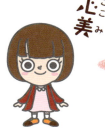

心美
お菓子づくりがすきな女の子。レシピの本を読んでいたら、食物アレルギーに興味がわいてきた。

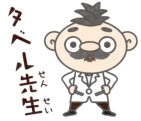

タベル先生
食物アレルギーについてくわしい先生。

 心美「安太、こんどクラスのみんなにケーキを焼いてあげようと思うんだけど、食べられないものってある？」

 安太「やったー！　ぼく、きらいな食べものはないよ！」

 心美「すききらいとは別に、食べものによってからだの調子が悪くなる、食物アレルギーっていう病気があるみたいなんだけど……」

 安太「心美の手づくりのおいしいケーキなら、クラスのみんなも大丈夫なんじゃない？」

 タベル先生「ちょっと待った！　食物アレルギーは、命にかかわることもあるんだ。さあ、くわしく知るために、食物アレルギーの国へたんけんに出かけよう！」

食物アレルギーのキホン

みなさんは「アレルギー」ということばを聞いたことがありますか？　日本では2人に1人が何かのアレルギーをもっているといわれ、けっしてめずらしいものではありません。なかでも「食物アレルギー」は、こどもに増えている病気です。たんけんに出かける前に、ここで食物アレルギーのキホンを、しっかりまなんでいきましょう！

まずは「アレルギー」のおこるしくみを知ろう！

アレルギーは免疫のかんちがい！

みんなのまわりには、じつは、細菌やウイルスなど、からだに悪さをする病原体がたくさんいる。これらの病原体がからだに入ってきたときに病原体を追い出したり、やっつけたりするしくみを「免疫」というんだ。

でも、この免疫が完成していなかったり、こわれていたりすると、からだに悪さをしないものまで危険なものだとかんちがいして、攻撃してしまうことがある。それでいろいろな症状をおこしてしまうんだ。この状態を「アレルギー」というよ。

いま、アレルギーになる人はどんどん増えているんだ。これは、からだが病原体とたたかう機会が減ったため。生活環境が清潔になって感染症が減ったことと、深く関係しているよ。

ふつうの免疫とアレルギーをおこす免疫

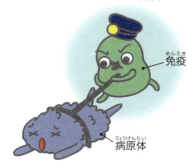

ふつうの免疫

免疫／病原体

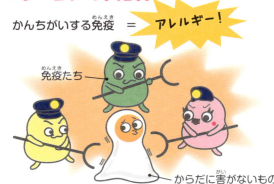

かんちがいする免疫　＝　アレルギー！

免疫たち／からだに害がないもの

アレルギーの原因

アレルギーの原因となるのは、食べものや花粉などにふくまれる特定のタンパク質で、「アレルゲン」というよ。このうち、食べものにふくまれるアレルゲンによって引きおこされるアレルギーのことを、「食物アレルギー」というんだ。どのアレルゲンでどんな症状がおこるかは、人によってちがうよ。

アレルゲンをふくむものの例

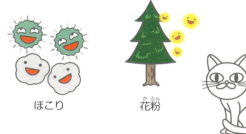

ほこり　　花粉　　動物の毛

ダニ　　食べもの

食物アレルギーの症状

食物アレルギーの症状には、下の表のようなものがあるよ。この本で「症状」というときは、これらのことをさしているから、おぼえておいてね。皮ふにあらわれることが多いけど、どの症状がどれくらいの強さで出るかは、人によってちがうんだ。

皮ふの症状		かゆみ、むくみ、赤み、じんましん など
呼吸器の症状		呼吸困難（息苦しさ）、ぜん鳴（ゼーゼー、ヒューヒューする）、のどのイガイガ感、声がれ、せき など
粘膜の症状	口・唇	痛み、はれ、かゆみ など
	眼	かゆみ、はれ、むくみ、充血、涙目 など
	鼻	鼻水、鼻づまり、くしゃみ など
消化器の症状		腹痛、吐き気、おう吐、げり、血便 など
全身の症状	アナフィラキシー	いくつもの症状が同時にあらわれた状態（→26ページ）
	アナフィラキシーショック	血圧が低くなったり、意識がはっきりしなくなったりした状態（→26ページ）

こんな症状がおこっていたら、もしかしてきみもアレルギーなのかも……!?

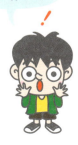

食物アレルギーの特徴

アレルゲンをふくむ食べもののなかで、とくにアレルギーをおこしやすい食べものは、鶏卵(にわとりの卵)、牛乳、小麦。この3つが、約70%を占めているんだ。

アレルギーの原因となる食べものを「原因食物」というよ。小学校に上がる前に発症した食物アレルギーは、だんだん治っていくことが多い。でも、大きくなってからのアレルギーや、落花生(ピーナッツ)などが原因食物の場合は、治りにくいんだ。

国は、アレルギーの人が多い、または症状が重くなりやすい7つの食べものを「特定原材料」(→68ページ)に指定して、食品のパッケージに表示しなければならないと定めているよ。さらに、注意しておきたい20の食べものを「特定原材料に準ずるもの」として、表示したほうがよいとすすめているんだ。

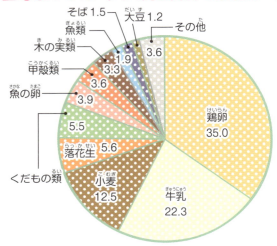

全年れいにおける原因食物の割合(%)

- 鶏卵 35.0
- 牛乳 22.3
- 小麦 12.5
- 落花生 5.6
- くだもの類 5.5
- 魚の卵 3.9
- 甲殻類 3.6
- 木の実類 3.3
- 魚類 1.9
- そば 1.5
- 大豆 1.2
- その他 3.6

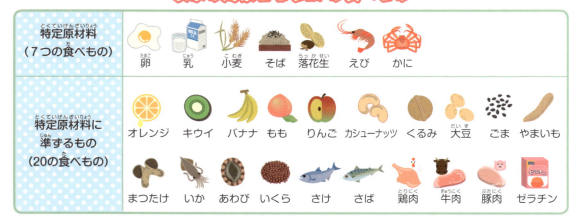

表示の対象となる27の食べもの

特定原材料 (7つの食べもの)	卵　乳　小麦　そば　落花生　えび　かに
特定原材料に準ずるもの (20の食べもの)	オレンジ　キウイ　バナナ　もも　りんご　カシューナッツ　くるみ　大豆　ごま　やまいも まつたけ　いか　あわび　いくら　さけ　さば　鶏肉　牛肉　豚肉　ゼラチン

食物アレルギーの5つのタイプ

食物アレルギーは、症状の特徴や原因となる食べものから、5つのタイプに分けることができるよ。

このなかで1番多いのが、即時型。症状は、じんましんなど、皮ふの症状があらわれることがほとんどだけれど、ほかの症状が出やすい人もいるし、アナフィラキシー（→26ページ）を引きおこす人も少なくないよ。

5つのタイプ	症状の特徴	原因となる食べもの	発症しやすい年れい	アナフィラキシーの危険性	自然に治る可能性
❶即時型	原因食物を食べてから、2時間以内に症状が出る。皮ふの症状が出ることが多い。	年れいによって変わる	生まれてすぐ～おとな	高い	ナッツ類、甲殻類、そばは低い
❷食物依存性運動誘発アナフィラキシー	原因食物を食べたあと、4時間以内に運動して、アナフィラキシーを引きおこす。	小麦、えび、かになど	小学生～おとな	とても高い	低い
❸口腔アレルギー症候群	口のまわりがかぶれてかゆくなる。花粉症の人が交差反応（→44ページ）をおこすことで発症する。	くだもの、野菜など	小学生～おとな	低い	低い
❹新生児・乳児消化管アレルギー	血便、おう吐、げりなど、消化器に症状が出る。	おもに粉ミルク	生まれてすぐ～1歳ごろ	低い	高い
❺食物アレルギーの関与する乳児アトピー性皮ふ炎	顔や頭にかゆみのある湿疹ができ、治りにくい。	卵、乳、小麦、大豆など	生まれてすぐ～6歳ごろ	低い	高い

食物アレルギーのことをもっと知りたくなったかな？
さあ、みんなもいっしょにたんけんへ出発だ！

注意しよう！

キケンが多い7つの食べもの

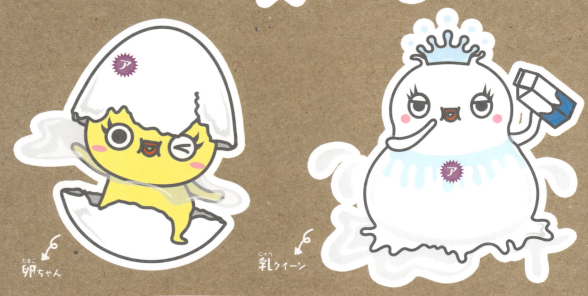

卵ちゃん　　乳クイーン

　ここに登場するのは、アレルギーの人が多い、または症状が重くなりやすい、7つの食べものだよ。「特定原材料」（→68ページ）に指定されていて、これらの食べものを加工食品の原材料として使った場合には、その名前をパッケージに表示して、アレルギーのある人にわかるようにしなければいけないと決められているんだ。

　7つの食べもののなかで、1番アレルギーの人が多いのは、卵。とくに、小学校に入る前のこどもたちに多いんだ。2番目は、乳。まだミルクしか口にしない赤ちゃんでも、粉ミルクで症状が出てしまうことがあるよ。そして3番目は、小麦。卵や乳は成長するにつれて治ってい

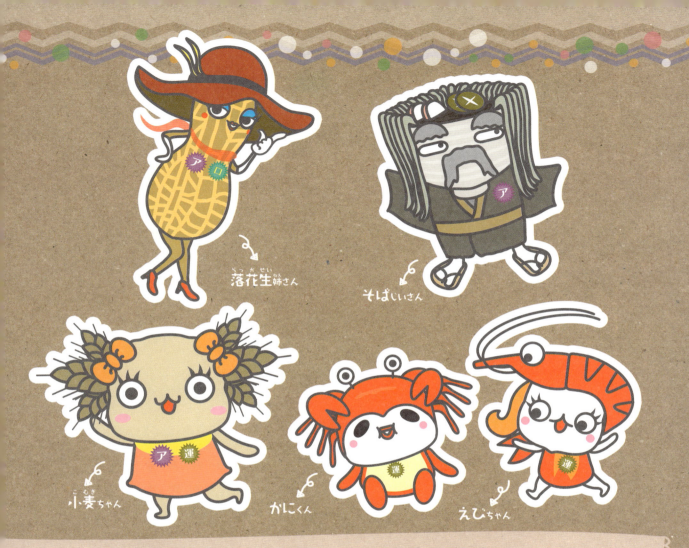

くことが多いけど、小麦は、おとなになってはじめて発症する人も多いんだ。

そばや落花生は、卵・乳・小麦とくらべると、アレルギーの人は少ないよ。でも、一度なると治りにくいんだ。それに、わずかな量でもアナフィラキシー（→26ページ）などの重い症状を引きおこしやすいから、注意が必要だよ。

えびとかには同じ甲殻類で、アレルゲンとなるタンパク質がよく似ているよ。だから、えびアレルギーの人は、かにアレルギーにもなることが多いんだ。甲殻類は、おとなになってから症状があらわれる食物アレルギーの原因として、2番目に多い食べものだよ。

卵ちゃん

食物アレルギーの原因で1番多い！

にわとりだけじゃなく、鳥の卵全般にも注意してね！

▶▶ 食物アレルギーは、ぼくが原因のものが1番多いんだ。でも、大きくなったらぼくを食べられるようになる人が多いよ。

▶▶ 鶏肉ガールや魚の卵は、ぼくとの交差抗原性（→44ページ）が低い。だから、ぼくのアレルギーの人も食べられることが多いよ。

▶▶ ぼくをよく加熱すると、アレルギーをおこす力は弱くなるんだ。

ふくまれる食品

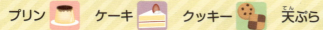
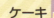

プリン　ケーキ　クッキー　天ぷら

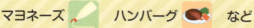
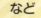

マヨネーズ　ハンバーグ　など

代替表記

玉子、たまご、タマゴ、鶏卵、エッグ、あひる卵　など

どんなアレルギー？

ぼくは、栄養価が高くて料理もしやすい人気者！　食べる人が多いから、食物アレルギーを引きおこすことも1番多いんだって。

ぼくは小麦ちゃんやそばじいさんにくらべたらアナフィラキシー（→26ページ）をおこしにくい。でもぼくのアレルギーの人がたくさんいるから、アナフィラキシーをおこした人が何を食べたか調べると、やっぱりぼくが1番多いんだ。

小さいときにぼくのアレルギーになっても、小学校に上がるころには治る人が多いよ。

にわとりだけじゃなく、うずらやあひるなど、鳥の卵全般にアレルゲンはふくまれているから、気をつけてね。よく加熱すればアレルギーをおこす力は弱まるよ。

> 白身にふくまれるタンパク質がアレルゲンになるんだ。

安全に食べるために

ぼくのアレルギーの人は、鶏肉ガールのアレルギーも心配するかな？　それに、卵といえば魚の卵だってある。でも、どちらもぼくとは交差抗原性が低いから、ほとんどの人は大丈夫だよ！　それから、お菓子にはぼくの殻からつくられた「卵殻カルシウム」が入っていることがあるけど、これも大丈夫。タンパク質がふくまれていないからね。

ぼくは、ハンバーグのつなぎ、天ぷらのころも、ケーキなど、いろいろな食品に使われているよ。食べられないものばかりで心配になるかな？　でも、ハンバーグのつなぎにはすりおろしたれんこんやじゃがいも、揚げもののころもには水にとかしたかたくり粉、ケーキにはベーキングパウダーが、ぼくのかわりになるから試してみてね。

知りたい！食物アレルギー

おっぱいを飲んで卵アレルギーになる!?

まだおっぱいしか飲んだことのない赤ちゃんも、ぼくや小麦ちゃんのアレルギーになることがあるよ。おっぱいには、お母さんの食べたものの成分がほんの少しふくまれるからなんだ。お母さんが原因となるものを食べないようにすれば、赤ちゃんのアレルギーがおさまることもあるよ。アレルギー専門のお医者さんに相談してね。

> お母さんの食べたものが、おっぱいを飲む赤ちゃんのアレルギーに関係するのね！

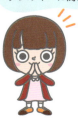

乳クイーン

> 食物アレルギーの原因としても
> アナフィラキシーの原因としても
> 第2位！

0～1歳に多い食物アレルギー！

▶▶ 0～1歳の赤ちゃんは、粉ミルクを飲んでアレルギーをおこすことが多いんですのよ。

▶▶ 発酵しても加熱しても、アレルギーをおこす力は弱まりませんわ。ヨーグルトやバターにもお気をつけて。

▶▶ わたくしは豊富なカルシウム源ですわ。わたくしのアレルギーの人は、小魚などでカルシウムをおぎなってくださいませ。

ふくまれる食品

ヨーグルト 　バター 　プリン
チョコレート 　ケーキ 　など

代替表記

生乳、牛乳、特別牛乳、成分調整牛乳、
全粉乳、脱脂粉乳、バターオイル　など

どんなアレルギー？

わたくしは、あらゆる動物のお母さんが、赤ちゃんに最初にあたえる栄養、乳よ。なかでも、あなたがたがよく飲む牛乳は、アレルギーの原因になることが多いの。

とくに、0～1歳の赤ちゃんは、牛乳からつくられる粉ミルクを飲んでアレルギーになることがよくあるわ。でも、アレルギーの赤ちゃん用に開発されたミルクも売っていますから、心配なさらないでね。それにわたくしのアレルギーは、成長とともに治ることが多いんですのよ。

わたくしは卵ちゃんとちがって、発酵しても加熱しても、アレルギーをおこす力が弱まりませんの。だから、ヨーグルトやバターなどの発酵食品や、シチューなどの温かいお料理にもお気をつけてね。

安全に食べるために

食品のパッケージには、乳化剤、乳酸菌など「乳」の文字がつくものが、よく表示されているわ。でもそれらには、アレルゲンになるタンパク質がふくまれないので、安心なさってね。甘さを加えるために使われる乳糖も、ほとんど問題ありませんわ。

わたくしのアレルギーの人は、牛肉も心配するかしら。でもわたくしとの交差抗原性は高くないわ。わたくしを発酵させてつくったバターはダメだけど、チョコレートに入っているカカオバターはカカオの油脂でできているので大丈夫よ。

わたくしはみなさんの重要なカルシウム源。わたくしを食べられない人は、かわりに小魚や小松菜など、カルシウムが多くふくまれる食べものを積極的にめしあがってね。

知りたい！食物アレルギー
牛乳を飲むとおなかをこわしやすい？

牛乳を飲むと、おなかをこわしちゃう人もいますわね。これはアレルギーではなく、牛乳にふくまれている乳糖という成分を分解できないせいかもしれませんわ。この体質を乳糖不耐症（→47ページ）といいますの。ヨーグルトやバターなら、発酵の途中で乳糖の一部が分解されるので、食べられることが多いのですよ。

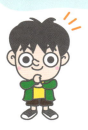

アレルギーだけが原因じゃないんだね。

小麦ちゃん

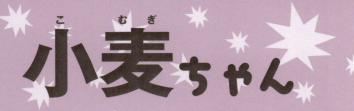

> 食後の運動による
> アナフィラキシーに
> 注意してね！

おとなになってから発症しやすい！

▶▶ 0〜6歳の子が食物アレルギーを引きおこす原因の食べものとして、あたしは3番目に多いのよ。

▶▶ 小・中学生になって、とつぜん食物依存性運動誘発アナフィラキシー（→26ページ）を引きおこす人がいるわ。

▶▶ 米粉を使ったパンやケーキなら、あたしのアレルギーの人でも食べられるわ。

ふくまれる食品

うどん 　パン 　スパゲッティー 　ケーキ

クッキー 　天ぷら 　ぎょうざ 　カレールー 　など

代替表記
こむぎ、コムギ

どんなアレルギー？

うどんや天ぷらなどの和食、パンやスパゲッティーなどの洋食、それにケーキまで、はば広い食品に使われているあたし。

でも、0〜6歳のこどもの食物アレルギーの原因としては第3位。18歳以上では、なんと1番多くなってしまうの！　だから、アナフィラキシーをおこすことも多いよ。ちいさいうちに発症した子は、成長とともに治ることが多いわ。

もう1つ、わたしの特徴として忘れてはいけないのが、食物依存性運動誘発アナフィラキシーをおこしやすいということ。小学生、中学生になると、あたしを食べたあとに運動をして、突然おこすことがあるの。

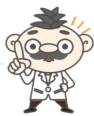

散歩などの軽い運動で、食物依存性運動誘発アナフィラキシーをおこす人もいるよ。

安全に食べるために

あたしはいろいろな食品のなかに入っているけれど、「食べられないものばかり……」とがっかりしないで！　小麦粉のかわりに、お米を粉にした米粉でも、パンやケーキをつくれるのよ。米粉は食感がもちもちして、とってもおいしいの。

よく誤解されるんだけど、みんながよく飲む麦茶や、キャンディーに使われている麦芽糖は、「麦」といっても大麦からつくられているのよ。わたしとの交差抗原性は低いから、食べられることが多いわ。でも、なかには両方でアレルギーをおこす人もいるから、気をつけてね。

みそやしょう油にもあたしが使われているけれど、食べられることが多いわ。発酵の途中でタンパク質が分解されてしまうからよ。

知りたい！食物アレルギー

小麦粉でダニアレルギー！?

小麦アレルギーではない人も、小麦粉を使った料理を食べてアレルギーが出ることがあるの。その原因は、小麦粉にわいたダニ。ダニアレルギーではない人も、一度にたくさん食べると、発症してしまうことがあるの。ダニは、湿気の多いところにわきやすいから、袋をあけたら、はやく使いきるか、冷蔵庫で保存してね。

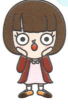

とくにお好み焼きなどに使われるミックス粉は、ダニがわきやすいんだって！

そばじいさん

「わしのアレルギーはずっと治らないことが多いんじゃ。」

少しの量でアナフィラキシーを引きおこす！

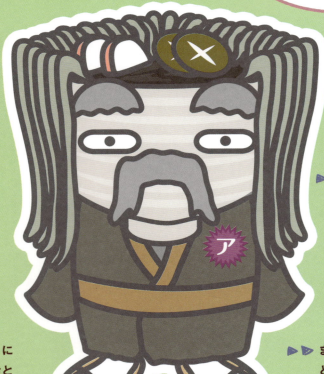

▶▶ わしのアレルギーになってしまうと、おとなになっても治らないことが多いんじゃ。

▶▶ わしのアレルゲンは、アレルギーを引きおこす力がとても強い。加熱してもこの力は弱まらんぞ。ゆで汁やゆげにも要注意！

▶▶ まんじゅうやこしょうなどにも、わしでつくられたそば粉が使われていることがあるぞ。

ふくまれる食品

そばきり 　そば茶 　こしょう 　そばまんじゅう

そばボーロ 　そばかりんとう 　パン 　パンケーキ 　など

代替表記
ソバ

どんなアレルギー？

わしは、縄文時代からずうっと、日本人に食べられ続けてきたそうじゃ。わしの実からつくられる麺、そばきりは、代表的な日本食といってよいじゃろう。

そんなわしじゃが、ふくまれるアレルゲンの力がとても強いんじゃ。ほんの少しの量でもアナフィラキシーを引きおこすことがある。それに加熱してもアレルゲンの力を弱めることはできんのじゃ。

卵ちゃんや乳クイーンを原因とするアレルギーは、成長するにつれて治ることが多いじゃろ。でもわしのアレルギーに一度なると、おとなになっても治らないことが多いんじゃ。わしを味わってほしいのは、やまやまなんじゃがのう。

> そばアレルギーの人は少ないけど、なってしまったらキケンがいっぱいなんだ。

安全に食べるために

「そばを食べなければ心配はない」と思っておるかの？ ところが意外なところに落とし穴があるぞ。わしにふくまれるアレルゲンは、熱に強くて水にとけこみやすい。だから、同じお湯でゆでたうどんを食べても、症状が出てしまうかもしれんのじゃ。外食のときは、メニューのなかにわしがある店はさけたほうがいいじゃろうのう。

それから、麺をゆでたときに出るゆげを吸っただけで、アレルギーをおこしてしまうこともあるぞ。

わしは麺として食べられているだけじゃないぞ。そばボーロやそばまんじゅうなどのお菓子や、こしょうなどにもそば粉が使われておるのじゃ。

> そばが使われていなさそうな食品でも、パッケージの表示を確認しよう。

知りたい！食物アレルギー

そば殻入りのまくらもキケン！

わしのアレルゲンは、肌にふれただけでも、症状を引きおこすんじゃ。そばの実の殻を中綿のかわりに使ったまくらで、アナフィラキシーをおこす人もおるほどじゃ。それから、最近は減ったが、運動会でおこなわれる玉入れの玉にそば殻が使われることもある。わしのアレルギーの人は、気をつけるんじゃぞ。

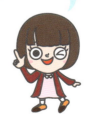

落花生姉さん

「重い症状になりやすいから注意して！」

高温で炒るとアレルギーをおこす力が強くなる！

▶▶ あたくしの実を食べなくても、殻にふれただけでアレルギーをおこすこともあるわ。

▶▶ あたくしは、かくし味として使われることも多いから、見た目では入っているかどうかがわかりにくいの。

▶▶ アナフィラキシーを引きおこしやすいから、学校の給食や飛行機の食事では、あたくしを使わないようになってきているわ。

ふくまれる食品

ピーナッツクリーム 　ピーナッツバター 　カレールー

ドレッシング 　チョコレート菓子 　パン 　ケーキ 　など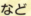

代替表記
ピーナッツ

どんなアレルギー？

あたくしはマメ科のナッツよ。「ピーナッツ」という名前で知っている人も多いんじゃないかしら。

あたくしは、わずかな量でも、アナフィラキシーなどの重い症状を引きおこしてしまうことが多いの。それに、実を食べなくても、殻にふれただけでアレルギーをおこしてしまう場合もあるのよ。殻も危険なんて自分でもびっくりよ。

食べもののなかには、卵ちゃんみたいに、加熱すればアレルギーをおこす力が弱くなるものも多いわよね。でもあたくしは逆に、高温で炒ると、アレルギーをおこす力が強くなってしまうのよ。くれぐれも注意なさってね。

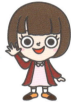

ゆでたり揚げたりするよりも、炒るほうが、高い熱を加えることになるのよ。

安全に食べるために

ピーナッツクリームのように、あたくしが主役の食品なら、食べないように気をつけるのも簡単なのだけど……。あたくしはお料理の名わき役でもあるの。お店で売っているドレッシングやカレールーなどのなかに、かくし味としてあたくしが使われていることもあるわ。だから、あたくしのアレルギーの人は、お店で食品を買うとき、必ずパッケージの表示を確認してね。

あたくしは世界中で食べられている人気者。アレルギーの怖さも世界中に知られているの。学校の給食や飛行機の食事では、あたくしを使わないようにする取り組みが広まっているわ。ちょっとつらいけれど、みんなに元気でいてもらうのも、人気者のつとめよね。

知りたい！食物アレルギー

食べかたでアレルギー発症率がちがうの？

あたくしは中国でもたくさん食べられているけれど、アメリカとくらべると、アレルギーの人が少ないの。それは、調理法がちがうから。中国ではゆでたり揚げたりといった調理法が多いのだけど、アメリカでは高温で炒ってアレルギーをおこす力を強めて食べることが多いんだって。

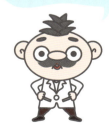

食事の文化がちがうと、食物アレルギーの事情も変わってくるんだね。

えびちゃん・かにくん

小学校に上がるころから増える食物アレルギー！

生でも、加熱したものでも、アレルギーをおこすよ。

▶▶ わたしたちはどちらも甲殻類で、おたがいに交差反応（→44ページ）をおこしやすいから、両方にアレルギーをもっている人が多いよ。

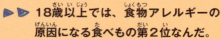

▶▶ 18歳以上では、食物アレルギーの原因になる食べもの第2位なんだ。

▶▶ アレルギーをおこす力は強力！わたしたちを煮こんだスープなどでもアレルギーをおこしてしまうよ。

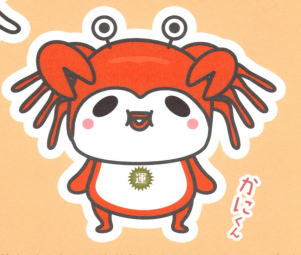

ふくまれる食品

エビフライ 　のり 　サプリメント 　しらす干し

ちりめんじゃこ 　かまぼこ 　ちくわ 　など

代替表記
- えび　海老、エビ
- かに　蟹、カニ

どんなアレルギー？

わたしたちは、硬い殻をもつ甲殻類。甲殻類どうしの交差抗原性は高くて、えびちゃんのアレルギーの人の6割が、かにくんでもアレルギーをおこしてしまうほどなんだ。

貝類やいかちゃんなどの軟体動物も、わたしたちと同じ種類のアレルゲンをもっているよ。でも交差抗原性は高くないから、食べられる人も多いんだ。

わたしたちのアレルギーになる人は、小学校に上がるころから少しずつ増えるよ。18歳以上になると、2番目に多い原因食物になってしまうんだ。

いったんアレルギーになるとおとなになっても治りにくいこと、食物依存性運動誘発アナフィラキシーを引きおこしやすいことも、わたしたちの特徴だよ。

安全に食べるために

わたしたちは、アレルギーをおこす力がとても強いよ。そして熱に強いんだ。だから、わたしたちを煮こんだスープや、ゆでたときに出るゆげでも、アレルギーをおこしてしまうことがあるよ。ただ、えびせんべいは高温でじっくり焼いてあるから、力が弱くなる。食べられる人も多いよ。

食べるだけでなく、肌にふれることでじんましんが出てしまう人もいるよ。わたしたちは、甲殻類どうしだけでなく、ダニやゴキブリとも交差抗原性があるから、ダニの死がいをふくむほこりなどにも気をつけてね。

わたしたちは、のりやサプリメントなどに見えないすがたで入っているから、パッケージの表示をよく確認してね。

知りたい！食物アレルギー

かまぼこやしらす干しにも注意！

しらす干しやちりめんじゃこには、ちいさなわたしたちが混じっていることがあるよ。また、かまぼこなどの原料になっている魚は、わたしたちをエサにしていることがあるんだ。パッケージに「本製品で使用している○○は、えびを食べています」などの注意書きがあるときは、アレルギー症状が出るかもしれないから気をつけてね。

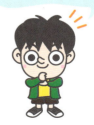

ちいさなえびやかにを完全に取りのぞくことはむずかしいんだね。

くわしく知ろう！ アナフィラキシー

重い症状で、命にかかわることも！

「アナフィラキシー」とは、原因になる食べものを食べてすぐに、はげしいアレルギー症状がおこること。じんましんやせきなどの症状が、いくつも同時にあらわれるんだ。食べものだけでなく、薬や、ハチなどの虫刺されも、アナフィラキシーの原因になるよ。

症状がとくにはげしくあらわれて、意識がはっきりしなくなったり、脈がふれにくくなったりすることを、「アナフィラキシーショック」というよ。これは、命にかかわることもある、キケンな状態なんだ。

「食物依存性運動誘発アナフィラキシー」というのもあるよ。アレルゲンをからだに入れてから4時間（症状によっては2時間）以内にはげしい運動をすると、アナフィラキシーの症状が出るんだ。いままで食物アレルギーをもっていなかった人が、小・中学生になって突然発症することも多い。食べてから症状が出るまでに時間がかかることも、おぼえておいてね。

緊急性が高いアレルギー症状

全身の症状
- ぐったり
- 意識もうろう
- 尿や便をもらす
- 脈がふれにくいまたは不規則
- 唇やつめが青白い

呼吸器の症状
- のどや胸がしめつけられる
- 声がかすれる
- 犬がほえるようなせき
- 息がしにくい
- 持続する強いせきこみ
- ぜーぜーする呼吸（ぜん息発作と区別できない場合をふくむ）

消化器の症状
- 持続する強い（がまんできない）お腹の痛み
- くり返し吐き続ける

このような症状が1つでも出ていたらアナフィラキシーのサインだよ！

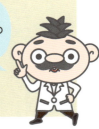

友だちがアナフィラキシーになったら!?

アナフィラキシーは、あっというまに悪化して、自分でからだを動かすこともむずかしくなってしまう。だから友だちがアナフィラキシーをおこしたときは、きみが行動をおこすことがたいせつなんだ。

アレルギーのある子は、症状の悪化をやわらげるための注射器を持っていたり、学校にあずけていたりすることがある。きみはまず、先生やまわりのおとなに知らせて、その注射器で応急処置をしてもらったり、救急車を呼んでもらったりしよう。たよれる人がいないときは、自分で119番に電話しよう。

救急車の呼びかた

1. 119番に電話をして「救急」と伝える

119番、火事ですか？救急ですか？
→
救急です。

2. 救急車に来てほしい住所を伝える

住所はどこですか？
→
○×市△×町○丁目○番地です。

＊住所がわからないときは、近くの大きな建物や交差点の名前など、目印になるものを伝えよう。

3. 「いつ、だれが、何をして、いまどのような状態なのか」を伝える

どうしましたか？
→
給食を食べたあと、小学5年生の子が、息が苦しいと言って、倒れました。

4. 電話をかけている人(きみ)の名前と連絡先を伝える

あなたの名前と連絡先を教えてください。
→
わたしの名前は○×です。電話番号は……

くわしく知ろう！ アレルギーマーチ

年れいによって変化する

アレルギーの症状は、年れいによって変化していくことがよくあるんだ。たとえば、赤ちゃんのときにアトピー性皮ふ炎だった子が、保育園に上がったら食物アレルギーになる場合がある。小学校に上がって食物アレルギーが治ったと思ったら、こんどは花粉症になることも……。こんなふうに、成長とともにいろいろなアレルギーになることを「アレルギーマーチ」というよ。

食物アレルギーのなかだけでも、原因となる食べものは、変わっていくよ。一生のうちで1番食物アレルギーになりやすい0歳の時期は、鶏卵・牛乳・小麦が原因になることがほとんど。これは、成長とともに治っていくことが多いけど、1〜6歳のころには魚の卵や落花生で発症する子が増えてくるんだ。さらに年れいが上がると、甲殻類、魚類による食物アレルギーが多くなるよ。

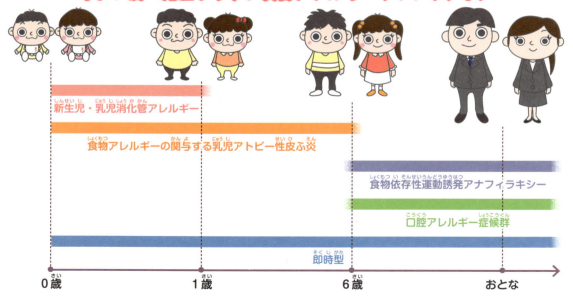

年れい別・発症しやすい食物アレルギーの5つのタイプ（→11ページ）

- 新生児・乳児消化管アレルギー
- 食物アレルギーの関与する乳児アトピー性皮ふ炎
- 食物依存性運動誘発アナフィラキシー
- 口腔アレルギー症候群
- 即時型

0歳　1歳　6歳　おとな

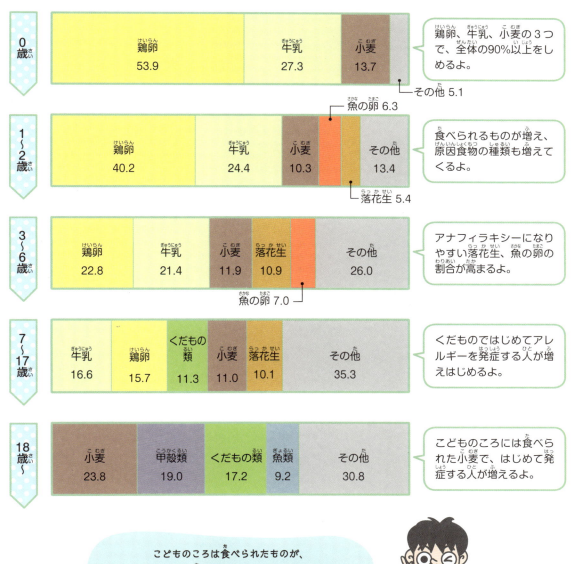
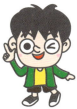

安心♥プラス　こんな場面に注意！

食物アレルギーの人は、身のまわりにキケンがいっぱい！　本人もまわりの人も、どんな場面がどうキケンなのか知っておくことで、落ちついて行動することができるよ。

わたしは牛乳と小麦粉にアレルギーがあるよ。

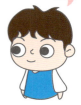
ぼくはそばアレルギーなんだ。

ケース① となりの席の子が、牛乳をこぼしちゃった！

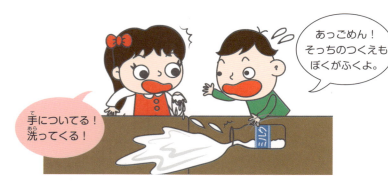

牛乳アレルギーの子は、牛乳が自分のからだに飛び散っていないか確認！　すぐに水とせっけんで洗い流そう。
汚れたつくえや床をそうじするのは、牛乳アレルギーをもっていない子の役目だよ。

ケース② 紙パックを持ちよって、クラスみんなで工作をするよ

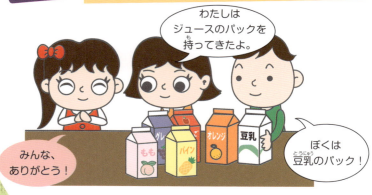

クラスに牛乳アレルギーの人がいるときは、牛乳パックは持ちこまないこと！　よく洗っても、アレルギーの子は「本当に大丈夫かな？」と不安になってしまうかもしれないよね。みんなが安心できる材料を持ちよろう。

ケース③ みんなを呼んで、お菓子パーティーをするよ

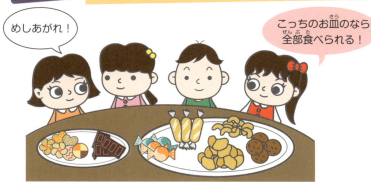

食物アレルギーのある子がパーティーに参加するときは、食べものを「アレルゲンの入っているもの」と「アレルゲンが入っていないもの」に分けて盛りつけよう。

ケース④ 体験実習のそば打ちに、参加できるかな？

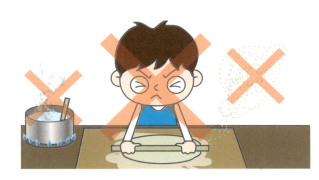

そばアレルギーの人は、飛び散ったそば粉やゆげでも、症状が出ることがある。参加はあきらめよう。また、打ち粉に小麦粉を使うことがあるから、小麦アレルギーの人も要注意！

ケース⑤ 病院へ行ったら、お医者さんが薬を処方してくれたよ

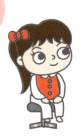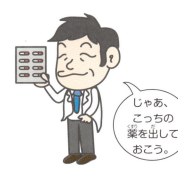

薬や予防接種のワクチンのなかには、牛乳や卵、ゼラチンなどと同じアレルゲンがふくまれていることがあるよ。食物アレルギーのある人は、お医者さんや薬剤師さんに、必ず伝えよう。

これにも注意！
気にしておきたい20の食べもの

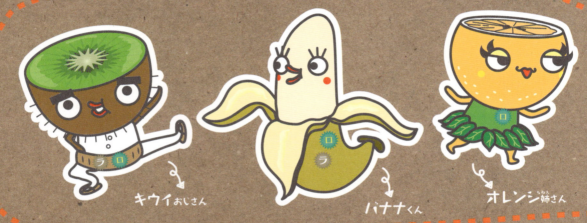

くだもの

キウイおじさん　バナナくん　オレンジ姉さん

　この章で登場するのは、7つの食べもののつぎに注意しておきたい、20の食べもの。「特定原材料に準ずるもの」に指定されているよ。加工食品に使う場合はパッケージにその名前を表示したほうがよいと、国がすすめているんだ（→68ページ）。

　くだものやナッツ類は、植物としての種類が同じものどうしが、交差抗原性をもっていることが多いんだ。たとえばバラ科のももとりんご、ウルシ科のカシューナッツとピスタチオなんかが、その例だよ。

　くだもののアレルギーは、花粉症の人が、交差反応をおこして発症することも多いよ。たと

木の実・豆

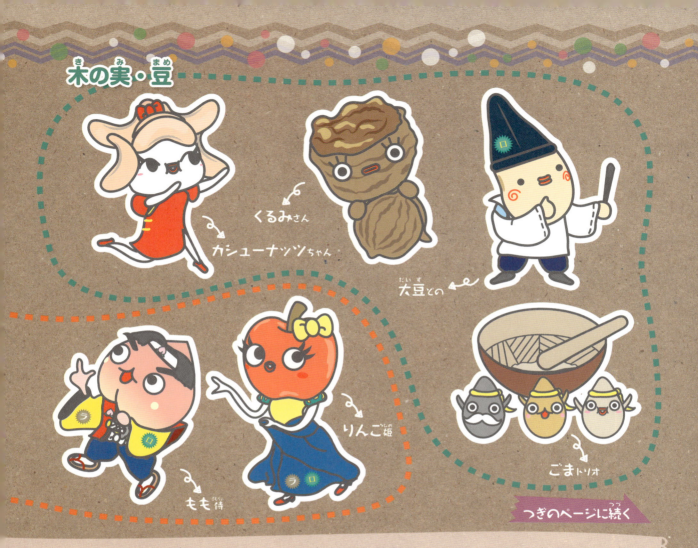

えば、シラカバやハンノキなどカバノキ科の植物で花粉症になる人は、交差抗原性の高いりんご、ももなどで、食物アレルギーになりやすい。この場合は、口腔アレルギー症候群（→45ページ）といって、唇がかゆくなる、のどがイガイガするなど、口のまわりに症状が出やすいんだ。それから、ゴム手袋などでアレルギーをおこす人は、キウイやバナナなどでアレルギーをおこすことがある。これを「ラテックス・フルーツ症候群」というよ（→46ページ）。

大豆は、いくつものアレルゲンがそれぞれちがった症状を引きおこすんだ。ごまは、つぶのままより、すったり練ったりしたもののほうが、アレルギー症状をおこしやすいよ。

野菜・きのこ

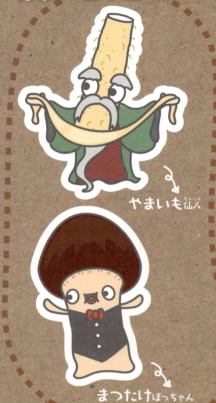

やまいも仙人

まつたけぼっちゃん

魚介類

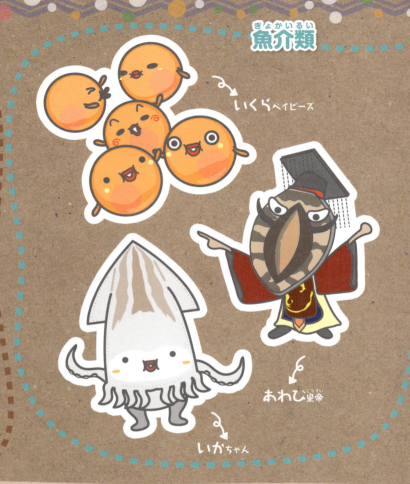

いくらベイビーズ

あわび皇帝

いかちゃん

　やまいもは、アレルギーに似た症状をおこしているだけで、じつはアレルギーとは関係ないということも多いよ。こんなふうに、特定原材料に指定されているものでも、最新の研究で「ほんとうは食物アレルギーにはなりにくいのではないか」と考えられはじめているものもあるんだ。ほんとうのアレルギーかどうかで、治療法はちがってくるよ。だから、病院でしっかり調べてもらったり、正しい知識をもったりすることがたいせつなんだ。
　魚は、アレルゲンがふくまれているものがほとんど！　ここでは、みんながよく食べるさけとさばが、代表として登場するよ。さばやいかは、アレルギーに似た症状を引きおこすことが

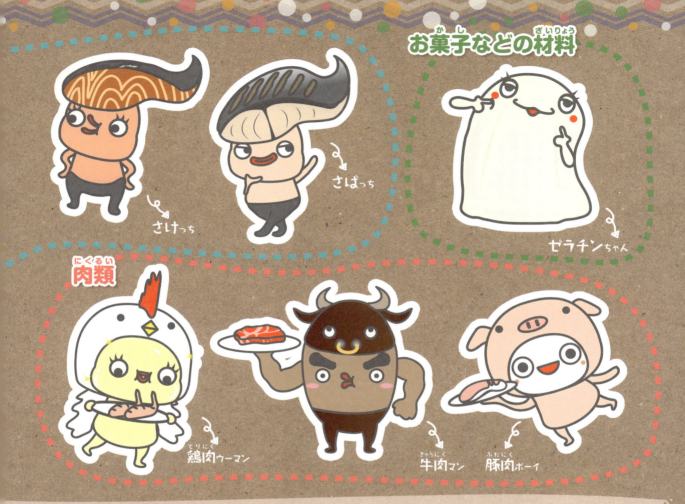

多い。あわびは、症状でなく食べもののほうにそっくりさんがいて、「あわび」と名乗っていることがあるんだ。そっくりさんのほうが、アレルギーをおこす力が強いよ。いくらなど魚の卵はとってもちいさいけど、アナフィラキシーを引きおこすこともあるから要注意！

　鶏肉などの肉類にも、アレルゲンはあるよ。でも、他の食べものとくらべると、アレルギーになる人は少ないんだ。ゼラチンは、むかしはワクチンに入っていて、予防接種を受けた人がアレルギー症状をおこすことがあった。でも、いまはそのようなワクチンは使われていないし、食べものとしてからだのなかに入れても、症状が出ることはほとんどないよ。

キウイおじさん

くだもののアレルギーのなかで1番多い！

「カバノキ科の花粉症の人はわしでアレルギーになる可能性が高いぞ！」

▶▶ 花粉症の人は、わしらくだもののアレルギーも引きおこしやすいんじゃ。

▶▶ 果肉が黄色いゴールドキウイのほうが、ふくまれるアレルゲンの量が少ないぞ。

代替表記
キウイ
＊特定原材料名はキウイフルーツ

ふくまれる食品
キウイジャム
ドライフルーツ など

どんなアレルギー？

わしらくだものは、花粉との交差抗原性が高いものが多いんじゃ。花粉でアレルギーをおこす花粉症の人が、わしらで交差反応をおこすと、口腔アレルギー症候群（→45ページ）になるぞ。ラテックス・フルーツ症候群（→46ページ）にも要注意じゃ。

安全に食べるために

果肉が緑色のわしでアレルギーになっても、黄色のわし、ゴールドキウイなら食べられるという人もいるぞ。ゴールドキウイは、アレルゲンが少ないんじゃ。わしには、毎日取りたい栄養がぎゅっとつまっているから、安心できる範囲でぜひ食べておくれ。

バナナくん

離乳食に気をつけて!

「くだもののなかでは、ぼくでアレルギーをおこす赤ちゃんが多いんだ。」

代替表記
ばなな

ふくまれる食品
- バナナジュース
- バナナチップス
- など

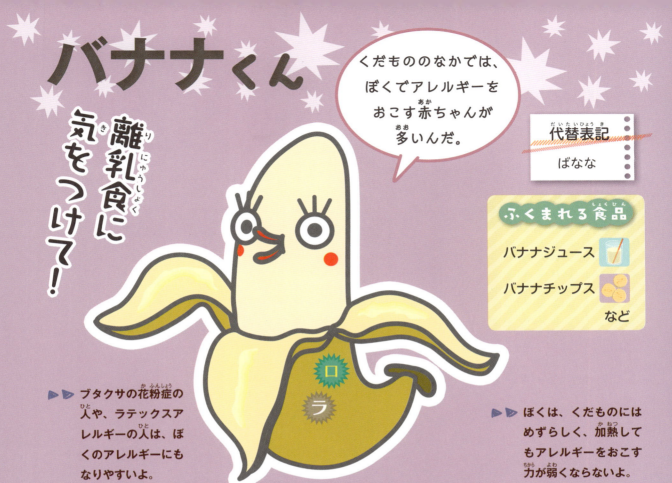

▶▶ ブタクサの花粉症の人や、ラテックスアレルギーの人は、ぼくのアレルギーにもなりやすいよ。

▶▶ ぼくは、くだものにはめずらしく、加熱してもアレルギーをおこす力が弱くならないよ。

どんなアレルギー?

ぼくは口腔アレルギー症候群や、ラテックス・フルーツ症候群を引きおこすことがあるよ。ぼくにふれた手や口がかゆくなったら、ぼくのアレルギーだけじゃなく、ブタクサの花粉症やラテックスアレルギーももっていないか、病院で調べてもらってね。

安全に食べるために

やわらかくて食べやすいぼくは、赤ちゃんの離乳食として大人気! でも、口のまわりが赤くなったり、赤ちゃんがかゆがったりしたら、アレルギーかもしれないよ。くだものではめずらしく、加熱してもアレルギーをおこす力は弱まらないから、注意してね。

オレンジ姉さん

かんきつ類でもアレルギーに！

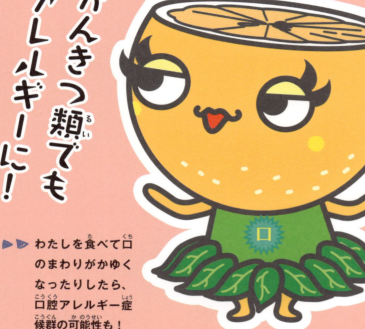

わたしのアレルギーの人は、他のかんきつ類にも気をつけて！

▶▶▶ わたしを食べて口のまわりがかゆくなったりしたら、口腔アレルギー症候群の可能性も！

ふくまれる食品

オレンジジュース
オレンジママレード
オレンジピール
など

▶▶ パッケージの「オレンジ」という表示があったら、ネーブルオレンジかバレンシアオレンジのことよ。

＊オレンジには代替表記はありません。

 ## どんなアレルギー？

わたしはミカン科のくだものよ。カモガヤなど、イネ科の花粉と交差抗原性が高いの。キウイおじさんも、わたしと同じイネ科の花粉と交差抗原性が高いわ。わたしたちを食べて口のまわりがかゆくなるようなら、口腔アレルギー症候群かもしれないわよ。

 ## 安全に食べるために

パッケージに「オレンジ」と表示されている場合、これはネーブルオレンジかバレンシアオレンジのこと。みかんやグレープフルーツはふくまれていないけど、これらのかんきつ類でもアレルギーをおこしやすいの。表示がなくても注意してね。

もも侍・りんご姫

シラカバの花粉症の人は要注意!

▶▶ カバノキ科の花粉症の人は、わたしたちでもアレルギーをおこしやすいのよ。

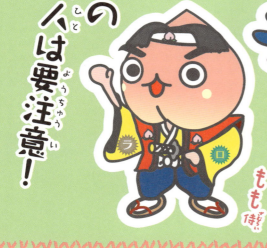

もも侍

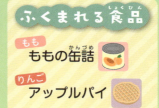

ジャムなど熱を加えたわたしたちなら食べられることも!

りんご姫

代替表記
- もも　モモ、桃、ピーチ
- りんご　リンゴ、アップル

ふくまれる食品
- もも　ももの缶詰
- りんご　アップルパイ

など

▶▶ 加熱するとアレルギーをおこす力が弱まるから、ジャムや缶詰なら食べられる人もいるよ。

どんなアレルギー?

わたしたちは、バラ科のくだものよ。シラカバ、ハンノキなどカバノキ科の花粉と交差抗原性があって、それらの花粉症の人は口腔アレルギー症候群になりやすいの。

それから、バラ科のくだものどうしでも交差抗原性があるから、気をつけてね。

安全に食べるために

わたしたちにかぎらずくだものは、加熱すればアレルギーをおこす力が弱くなることが多いわ。生のまま食べるとアレルギーになってしまう人は、お医者さんと相談しながら、まずはジャムやアップルパイなど加熱してある食品から試してみてね。

39

カシューナッツちゃん

ピスタチオにも注意して！

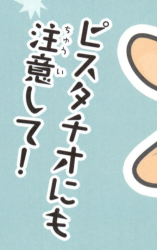

中華料理の炒めものによく使われるから注意してね！

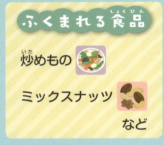

ふくまれる食品
- 炒めもの
- ミックスナッツ
- など

▶▶ あたいのアレルギーになると、アナフィラキシーなど重い症状を引きおこしやすいわ。

▶▶ あたいと同じウルシ科のナッツのピスタチオは、交差抗原性があるから、食べられないことが多いよ。

＊カシューナッツには代替表記はありません。

どんなアレルギー？

　あたいはウルシ科の木の実。中華料理の炒めものによく使われているよ。
　あたいのアレルギーの人は少ないけれど、アレルギーになってしまうと、アナフィラキシーなど重い症状を引きおこすことが多いから注意してほしいわ。

安全に食べるために

　あたいと同じウルシ科のピスタチオとは、交差抗原性があるから、あたいのアレルギーの人は食べられないことが多いの。でも同じナッツでも交差抗原性の低いものはたくさんあるわ。検査をして、食べられるものとそうでないものを知っておくと安心よ。

くるみさん

ピーカンナッツにも気をつけて！

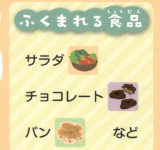

「お菓子、サラダなどいろんな食品にひそんでいるよ。」

代替表記
クルミ

ふくまれる食品
- サラダ
- チョコレート
- パン

など

▶▶ カバノキ科の花粉症の人がぼくのアレルギーになると、口腔アレルギー症候群をおこすことがあるよ。

▶▶ 同じクルミ科のピーカンナッツでもアレルギーをおこしやすいから注意してね。

どんなアレルギー？

ぼくはクルミ科の木の実だよ。栄養たっぷりで、日本では縄文時代から食べられているんだ。熱に強くて、アナフィラキシーを引きおこしやすい。また、シラカバなどカバノキ科の花粉症の人は、ぼくで口腔アレルギー症候群になることがあるよ。

安全に食べるために

ぼくって意外と人気者！　お菓子だけじゃなくて、パンやサラダのなかにもかくれているんだ。アレルギーの人は気をつけてね。

ぼくと同じクルミ科のピーカンナッツとは、交差抗原性が高いから気をつけてね。チョコレートのお菓子によく入っているよ。

41

大豆 との いくつものアレルゲンが それぞれに症状をおこす！

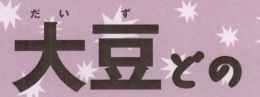

とうふや納豆、豆乳にも注意するのじゃ。

▶▶▶ まろにはいくつものアレルゲンがある。アレルゲンによって、症状の出かたや出る時期もちがうんじゃ。

▶▶▶ まろのアレルギーをもっているかどうか、病院の検査でもわからないことがあるんじゃ。食べて症状が出たらお医者さんに伝えるんじゃぞ。

▶▶▶ しょう油やみそ、大豆油は、まろが使われていても、アレルギーがおこらないことが多いぞよ。

ふくまれる食品

とうふ  納豆 豆乳   あぶらあげ  卯の花

ゆば きなこ  煮豆  おからドーナッツ など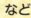

代替表記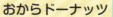
だいず、ダイズ

どんなアレルギー？

まろは、古来より日本の食卓になくてはならない食材じゃ。そのままのすがたで食べられるだけでなく、とうふや納豆、豆乳など、たくさんの食品の原材料にもなっておる。

まろにはいくつものアレルゲンがふくまれていて、それぞれアレルギー症状の出かたや、出やすい時期がちがうのじゃ。あるアレルゲンは、アトピー性皮ふ炎の赤ちゃんがアレルギーを引きおこす原因になりやすい。また、別のアレルゲンは、カバノキ科の花粉症の人が、豆乳で口腔アレルギー症候群を発症する原因になりやすいぞよ。

まろのアレルギーは、IgE抗体検査（→65ページ）だけでは正しく判断できないことが多い。「大豆アレルギーかな？」と思ったら、専門の病院でくわしく調べてもらうんじゃぞ。

安全に食べるために

「大豆」と聞くと、クリーム色の豆を思い浮かべる人が多いかもしれんのう。しかし、枝豆や黒豆も同じ大豆なんじゃ。知らずに食べて、アレルギーをおこしてしまわないように、気をつけるんじゃぞ。それから、大豆もやしも、大豆が芽を出したものゆえ要注意！小豆やいんげんは、大豆とはちがう種類だから食べられることが多いぞよ。

まろは、すがたを変えていろいろな食品に使われておる。気づかずに食べてしまわぬよう、よくパッケージの表記を読むのじゃぞ。ただし、まろが使われているしょう油やみそは、発酵の途中でアレルゲンがほとんど分解されてしまうから、アレルギーのある人も食べられることが多いのじゃ。安心して使えるぞよ。

知りたい！食物アレルギー
納豆アレルギーとサーファー

サーファーには納豆アレルギーの人が多いそうじゃ。サーファーは、海でよくクラゲに刺されるじゃろ。そうすると、クラゲが出す成分にからだが反応しやすくなる。納豆には、クラゲが出すのと同じ成分が入っておってのう。だから、サーファーが納豆を食べるとアレルギーになってしまうことが多いのではと考えられておるのじゃ。

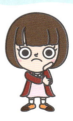

クラゲと大豆には意外な共通点があったのね。

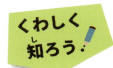

交差抗原性と交差反応

似たアレルゲンでおこるアレルギー

　他の食べもののなかにそっくりのかたちをしたアレルゲンがふくまれていて、そちらにもアレルギー反応をおこすようになってしまうことがあるんだ。この性質を「交差抗原性」、この反応を「交差反応」というよ。

　たとえば、ももアレルギーの人は、りんごでもアレルギーをおこしやすい。これは、もともとりんごに交差抗原性があるからなんだ。

　ただし、交差抗原性が高いからといって、交差反応が必ずおこるとはかぎらない。きちんと検査をして、自分の食べられないものを知っておこう(→64ページ)。

交差反応の例

もっているアレルギー	交差反応をおこすもの	交差反応をおこす危険性
甲殻類(えびなど)	他の甲殻類(かに・ロブスターなど)	75%
花粉(カバノキ・ブタクサ)	くだもの、野菜(りんご・もも・メロンなど)	55%
もも	他のバラ科のくだもの(りんご・なしなど)	55%
魚類(さけなど)	他の魚類(かじき・ひらめなど)	50%
ラテックス	くだもの(キウイ・バナナ・アボカドなど)	35%
くだもの(キウイ・バナナ・アボカドなど)	ラテックス	11%
牛乳	牛肉	10%

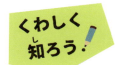

口腔アレルギー症候群

花粉症の人がかかりやすい

「口腔アレルギー症候群」とは、花粉でアレルギーをおこす花粉症の人が、よく似たアレルゲンをもつ食べものに交差反応をおこして、アレルギー症状をおこしてしまうこと。たとえば、シラカバやハンノキなどカバノキ科の植物の花粉症の人はもも、りんごなどを、ブタクサなどキク科の植物の花粉症の人はバナナなどを食べると、口腔アレルギー症候群をおこしやすいんだ。

症状は、唇や口のなかがかゆくなる、のどがイガイガするなど、口のまわりに出ることが多いよ。アナフィラキシーなどの重い症状を引きおこすことは少ないんだ。

生のくだものや野菜を食べた直後におこることが多いよ。

口腔アレルギー症候群の組み合わせ例

花粉	飛散時期	口腔アレルギー症候群をおこしやすい食べもの	
カバノキ科 (シラカバ・ハンノキ)	1〜5月ごろ	バラ科(もも・りんご・さくらんぼ・アーモンド) ミカン科(オレンジ)　ヤマノイモ科(やまいも) マメ科(大豆・落花生)　マタタビ科(キウイ) クルミ科(くるみ)　ウルシ科(マンゴー)　など	
ヒノキ科 (スギ・ヒノキ)	2〜5月ごろ	ナス科(トマト)　など	
イネ科 (カモガヤ・オオアワガエリ)	5〜9月ごろ	ウリ科(すいか)　ナス科(トマト)　マタタビ科(キウイ) ミカン科(オレンジ・みかん)　マメ科(落花生)　など	
キク科 (ブタクサ・ヨモギ)	8〜10月ごろ	ウリ科(すいか)　バショウ科(バナナ)　マメ科(落花生) ナス科(トマト)　マタタビ科(キウイ)　など	

45

くわしく知ろう！ ラテックス・フルーツ症候群

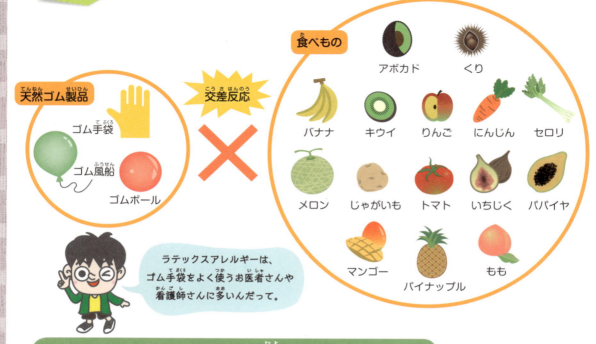

ラテックスアレルギーは、ゴム手袋をよく使うお医者さんや看護師さんに多いんだって。

ラテックスアレルギーの人がかかりやすい

「ラテックスアレルギー」とは、ゴム手袋やゴム風船など、天然ゴムを使ってつくられた製品にさわると、かぶれなど皮ふの症状をおこすアレルギーのこと。ラテックスアレルギーの人が特定の食べものを食べると、アレルギーの症状が出て、なかにはアナフィラキシーを引きおこす人もいるんだ。

これは、天然ゴムと、その食べもののアレルゲンが似ていて、交差反応をおこすため。くだものでおこすことが多いので、「ラテックス・フルーツ症候群」というよ。

ラテックスアレルギーをもっている人のうち、およそ2～3人に1人が、ラテックス・フルーツ症候群になるといわれているんだ。

くだもののなかでも、とくにバナナやキウイ、アボカド、くりがラテックス・フルーツ症候群をおこしやすいよ。症状も重くなりやすいんだ。

安心♥プラス 食物アレルギーじゃないかも!?

「食べものを食べて、ぐあいが悪くなった。これってもしかして……」ちょっと待った！ それってほんとうに食物アレルギーかな？ 食物アレルギーにそっくりな、こんな病気のことも知っておこう。

仮性アレルギー

野菜やくだもの、サバ科の魚などのなかには、アレルギーと似た症状をおこす化学物質がふくまれていることがあるんだ。このような化学物質を「仮性アレルゲン」、これによっておこる症状を「仮性アレルギー」というよ。仮性アレルギーは、新鮮な食材ではおこりにくいよ。

乳糖不耐症

牛乳を飲んだらおなかがゴロゴロする人や、ミルクを飲むと吐いてしまう赤ちゃんは、「乳糖不耐症」という体質かもしれない。からだのなかにあるラクターゼという消化酵素が足りなくて、牛乳やミルクにふくまれる成分「乳糖」をうまく消化できないんだ。

食中毒

魚やいかなどの魚介類には「アニサキス」という寄生虫がいて、食中毒の原因になることがある。アニサキスがいる魚介類でも、加熱したものや、一度冷凍してから、解凍しておさしみにしたものは、食べても心配ないんだ。でも、生の魚を食べて8時間以内におなかが痛くなったときは、アニサキスによる食中毒かもしれないよ。

> 食物アレルギーかどうかで対処法がちがうから、自分で判断しないで、お医者さんに相談しよう。

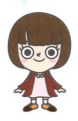

ごまトリオ

とくにすりごまや練りごまに要注意!

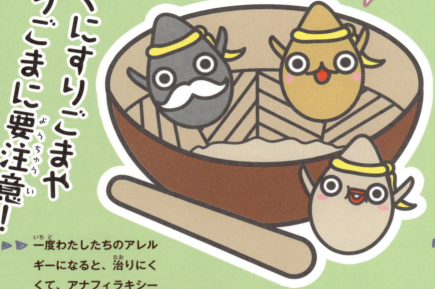

白ごま、黒ごま、金ごま。みんなアレルギーの原因になるよ。

代替表記
ゴマ、胡麻

ふくまれる食品
ごまどうふ
サプリメント
など

▶▶▶ 一度わたしたちのアレルギーになると、治りにくくて、アナフィラキシーをおこしやすいよ。

▶▶▶ かくし味に使われていたり、サプリメントにふくまれていたりするから気をつけて!

どんなアレルギー?

つぶのままのわたしたちより、すりごまや練りごまのほうが、アレルギーをおこす力が強いよ。食物アレルギー全体のなかで、わたしたちのアレルギーの人は1%くらいなんだけど、一度なってしまうと治りにくいし、アナフィラキシーをおこす可能性も高いの。

安全に食べるために

わたしたちは、すりごまや練りごまとして料理のかくし味に使われていたり、サプリメントにふくまれていたりするから注意してね。ごま油にはタンパク質があまりふくまれていないから、わたしたちのアレルギーの人も食べられることが多いよ。

やまいも仙人、

そばやまんじゅうにも入ってる！

> かぶれの原因はアレルギーじゃないことも多いんじゃよ！

代替表記
山芋、ヤマイモ、山いも

ふくまれる食品
とろろ　はんぺん
お好み焼き　など

▶▶ アレルゲンとは別の成分が、アレルギーに似た症状を引きおこしている場合もあるぞ。

▶▶ わしは、はんぺんなどの練りもの、そばまんじゅうなど、ふんわりしっとりしたものによく使われているぞ。

どんなアレルギー？

わしを食べて口のまわりがかゆくなると、アレルギーと思うかもしれん。じゃが、わしのアレルギーになる人はあまり多くないぞ。かゆくなる原因は、シュウ酸カルシウムによるかぶれなど、アレルギーとは関係ない場合がほとんどなんじゃ。

安全に食べるために

わしの活躍の場は、とろろやお好み焼きだけではない。じつは、意外な食品のなかにかくれておるぞ。はんぺんやかまぼこなどの練りもの、そば、まんじゅうなどの、ふんわりしっとりした食感をつくっておるのじゃ。わしのアレルギーの人は注意じゃぞ。

49

まつたけぼっちゃん

仮性アレルギーの場合が多い！

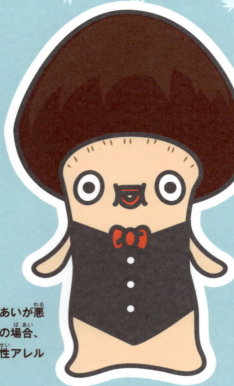

症状が重かったり、数日続いたりしたらアレルギーかもしれないよ。

代替表記
松茸、マツタケ

ふくまれる食品
炊きこみご飯
茶わん蒸し など

▶▶ ボクちゃんを食べてぐあいが悪くなるのは、ほとんどの場合、アレルギーではなく仮性アレルギーだよ。

▶▶ 仮性アレルギーは、じんましんやげりなどの症状が多いよ。

どんなアレルギー？

ボクちゃんは、みんなが知る高級食材。アレルギーの原因になるといわれているけど、ほとんどの場合はアレルゲンではなく、アセチルコリンという化学物質が原因の仮性アレルギーだよ。でも、たまにほんとうのアレルギーの人もいるんだ。

安全に食べるために

仮性アレルギーには、古くなったボクちゃんを食べたときに、なることが多いよ。はげしいげりやおう吐におそわれてしまうこともあるんだ。新鮮なものをちょっとだけ、よく加熱して食べるのが、高級食材のボクちゃんの、安全でおいしい食べかただよ。

いかちゃん

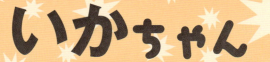

たこや貝類との交差抗原性が高いよ！

「えびちゃん、かにくんのアレルギーの人はわたしのアレルギーにも気をつけて。」

代替表記
イカ

ふくまれる食品
シーフードミックス
塩辛   など

▶▶ えびちゃん、かにくんのアレルギーの人は、わたしで交差反応をおこしやすいの。

▶▶ わたしを食べておなかが痛くなったら、アレルギーの場合と、寄生虫による食中毒の場合があるよ。

どんなアレルギー？

わたしはからだがやわらかいので、軟体動物とよばれているわ。わたしでアレルギーを発症する人は少ないけど、えびちゃんやかにくんのアレルギーの人は、わたしで交差反応をおこしてしまうことが多いの。軟体動物どうしの交差抗原性も高いから気をつけてね。

安全に食べるために

わたしを生で食べておなかが痛くなった人が、アレルギー症状だと思ってしまうことが多いんだ。でもアレルギーではなくて、わたしといっしょに寄生虫を食べてしまったことでおこる食中毒の場合もあるのよ。ほんとうの原因は何か、病院で確認してね。

51

あわび皇帝（こうてい）

そっくりさんのアレルギーに注意！

「熱を加えれば食べられる人もいるぞ。」

代替表記
アワビ

ふくまれる食品
- あわびの煮つけ
- 寿司 など

＊回転寿司などではあわびのかわりにラパス貝を使っていることもある。

▶▶ わしは、他の貝類との交差抗原性が高いんじゃ。

▶▶ わしのそっくりさんラパス貝はまったく別の貝！ でもわしよりアレルギーを引きおこしやすいんじゃ。

どんなアレルギー？

わしのアレルゲンは、熱を加えることでアレルギーをおこす力が弱まるものと弱まらないものの、2種類があるぞ。つまり、熱を加えれば食べられる人もいるということじゃ。他の貝類や、いかちゃんたち軟体動物とは交差抗原性が高いぞ。

安全に食べるために

味も食感もわしとそっくりの貝がある。南米から来たラパス貝じゃ。わしになりすまして、回転寿司や加工食品に出没しておる。種類はちがうが、アレルギーをおこす力はわしよりもずっと強い！ わしではアレルギーをおこさない人も、油断するでないぞ。

いくらベイビーズ

2〜3粒で重症になることも！

> 魚の卵のなかでは、ぼくたちでアレルギーになる人が1番多いんだ！

代替表記
イクラ、すじこ、スジコ

ふくまれる食品
寿司
海鮮丼 など

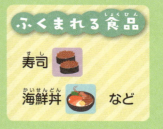

▶▶ ぼくたちのアレルゲンは、白身ではなく黄身のなかにふくまれているよ。

▶▶ アレルギーをおこす力はとても強いけど、加熱すればその力は弱まるよ。

 どんなアレルギー？

ぼくたちは、さけやますの卵だよ。卵といっても白身はほとんどなくて、黄身ばかり。同じ卵でも、鳥の卵は白身がアレルゲンになるけど、ぼくたち魚の卵は黄身のほうがアレルゲンになるんだ。ぼくではじめてアレルギーの症状が出るのは、2〜3歳ごろが多いよ。

 安全に食べるために

ぼくたちのアレルゲンは、2、3粒でアナフィラキシーをおこしてしまうほど強い力をもっているよ。でも、加熱するとその力は弱まるんだ。他の魚の卵とも交差抗原性があるけど、ししゃもの卵などは加熱して食べるから、あまりアレルギーをおこさないよ。

53

さけっち・さばっち

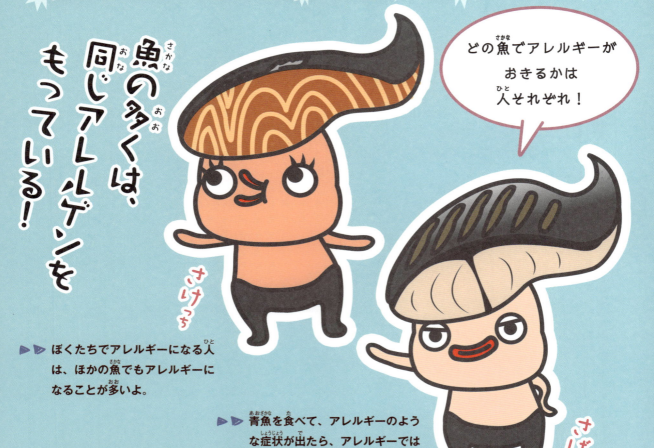

どの魚でアレルギーがおきるかは人それぞれ！

魚の多くは、同じアレルゲンをもっている！

▶▶ ぼくたちでアレルギーになる人は、ほかの魚でもアレルギーになることが多いよ。

▶▶ 青魚を食べて、アレルギーのような症状が出たら、アレルギーではなく、食中毒かもしれないよ。

ふくまれる食品

サケフレーク 　海鮮サラダ 　寿司

干物　しめさば 　おにぎり 　など

代替表記
さけ　鮭、サケ、サーモン、しゃけ、シャケ
さば　鯖、サバ

どんなアレルギー？

ぼくたちだけじゃなく、魚はだいたい同じアレルゲンをもっているよ。とくにみんながよく食べるぼくたちは、食物アレルギーの原因になりやすいんだ。

1つの魚でアレルギーが出る人は、他の魚でもアレルギーが出ることが多いんだ。だから、魚のアレルギーが1つ見つかったら、病院で検査をして、他に食べられない魚がないかどうか、調べてもらおう。

そうそう、「さばっちのような青魚はアレルギーになりやすい」っていう人がいるけど、これはまちがい。青魚は食中毒をおこしやすいから、アレルギーの人が多いように誤解されちゃったんだよ。

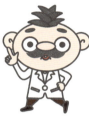

古くなった青魚を食べると、食中毒になりやすいよ。

安全に食べるために

ぼくたち魚のアレルゲンは、焼いたり煮たりしても、アレルギーをおこす力が弱まらない。でも、さけ缶やさば缶、ツナ缶などは、長時間高温で加工するから、アレルギーをおこす力が弱くなるんだ。それから、かつお節や粉末のだしなら大丈夫という人もいるよ。

水で流れてしまいやすいのも、ぼくたちのアレルゲンの特徴だよ。かまぼこなどの練りものは、加工の途中で水にさらすから、アレルギーをおこす力は弱くなるんだ。

魚は、ビタミンDがたっぷりとれる食材だよね。アレルギーのせいで魚を食べられない人は、卵の黄身やきのこ類をよく食べて、ビタミンDをおぎなってね。また、食中毒をさけるためには、新鮮な魚を選ぶこともたいせつだよ。

知りたい！食物アレルギー

かえるにも、魚と同じアレルゲンが！

じつは、かえるなどの両生類も、ぼくたちと同じパルプアルブミンというアレルゲンをもっていることが多いんだ。

日本ではかえるはあまり食べないけど、中国やフランス、メキシコなど、世界には、かえるの肉を食べる国もたくさんがあるよ。魚アレルギーの人は、かえる料理にも注意してね。

日本にも、中華料理店などかえるの肉を使っているお店があるよ。

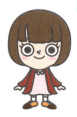

55

鶏肉ガール

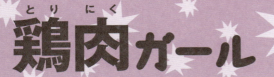

加工すれば食べられることも

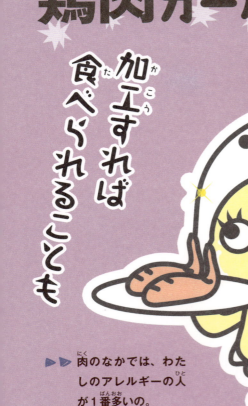

「にわとりの卵とはほんの少ししか交差抗原性がないよ。」

代替表記
とりにく、とり肉、鳥肉、鶏、鳥、とり、チキン

ふくまれる食品
フライドチキン
つくね 　など

▶▶ 肉のなかでは、わたしのアレルギーの人が1番多いの。

▶▶ わたしのアレルギーの人でも、加熱すれば食べられることが多いわ。

どんなアレルギー？

肉でアレルギーになる人は少なくて、全体の数パーセントなの。でも、肉のなかではわたしのアレルギーが多いみたい。卵とはほんの少ししか交差抗原性がないみたいだけど、わたしのアレルゲンについてはまだわかっていないことが多いわ。

安全に食べるために

こどものころに卵アレルギーだった人が、おとなになってわたしのアレルギーになることが、ときどきあるみたい。ただし、肉のアレルギーになってしまっても、加熱調理すれば食べられるって人が多いから、お医者さんに確認してみてね。

牛肉マン

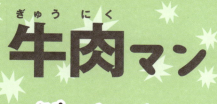

症状が出るまで時間がかかるぞ！

「乳アレルギーでも、オレは食べられるって人が多いぜ！」

代替表記
牛、ビーフ、ぎゅうにく、ぎゅう肉、牛にく

ふくまれる食品
ハンバーグ
牛丼　など

▶▶ オレのアレルギーは、症状が出るまでに時間がかかる場合が多いぞ。

▶▶ マダニのだ液には、オレのアレルギーを引きおこす物質がふくまれているから、注意しろよ。

どんなアレルギー？

オレのアレルギーは、症状が出るのに3時間以上かかることが多いんだ。それから、マダニという大きなダニにかまれると、オレのアレルギーになることがあるらしい。血液型がA型かO型の人に多いという人もいるけど、くわしいことはわかっていないんだ。

安全に食べるために

同じ牛でも、牛乳とは交差抗原性が低いぞ。ただ、意外かもしれないけれど、魚のカレイの卵とは交差抗原性があるんだ。和食では、子持ちカレイの煮つけとして出てくるのをよく見るぞ。オレのアレルギーの人がはじめて食べるなら、少量から試したほうがいいぜ。

57

豚肉ボーイ

くん製の肉で症状が出やすい！

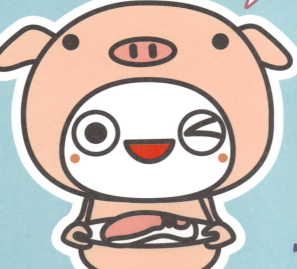

ハムなどで症状が出たら、おいら以外の材料が原因かもしれないぞ。

代替表記
ぶたにく、豚にく、ぶた肉、豚、ポーク

ふくまれる食品
チャーシュー
ソーセージ 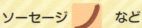 など

▶▶ 他の肉より、アレルギーを引きおこすことは少ないよ。

▶▶ ハムなどで症状が出ても、おいらじゃなくて卵ちゃんや乳クイーンが原因ってことが多いんだ。

 どんなアレルギー？

おいらは、鶏肉ガールや牛肉マンより、アレルギーの原因になることが少ないんだ。アレルゲンについてはまだわかっていないことが多い。ただ、ネコにさわってアレルギーになる人が、おいらで交差反応をおこすことがあるみたいだぜ。

安全に食べるために

ハムやソーセージで症状が出たからって、おいらのせいと決めつけるなよな。つなぎに使われている卵ちゃんや乳クイーンが原因ってことが多いんだ。牛肉マンや鶏肉ガールとは交差抗原性が低いから、食べられる肉を食べてくれよ！

ゼラチンちゃん

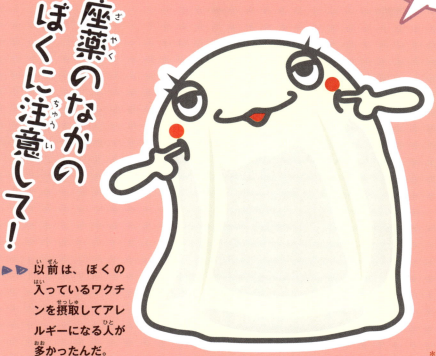

> おしりから入れると吸収しやすい！

座薬のなかのぼくに注意して！

▶▶ 以前は、ぼくの入っているワクチンを摂取してアレルギーになる人が多かったんだ。

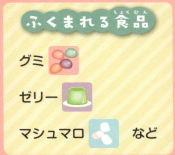

ふくまれる食品
- グミ
- ゼリー
- マシュマロ　など

▶▶ グミやゼリーなどに入っているけど、口から食べてもアレルギーを引きおこすことは少ないよ。

＊ゼラチンには代替表記はありません。

 どんなアレルギー？

　以前は、ぼくが入ったワクチンを接種してアレルギーになった人がたくさんいたんだ。でもいまは、ほとんど使われていないから安心だよ。ただ、以前アレルギーになってしまった人は、座薬に入っているぼくに注意！ 腸からだと吸収しやすいんだ。

 安全に食べるために

　ぼくは、グミやゼリー、マシュマロ、プリンなどにふくまれていて、あのプルンとした食感をつくっているよ。薬のカプセルの材料にも、よく使われているんだ。でもぼくは、口からからだのなかに入っても、アレルギーをほとんどおこさないから、安心してね。

こんな食べものにも注目！

食物アレルギーの研究はどんどん進んでいるんだ。だから、この本で紹介した27の食べもの以外にも、さまざまな食べものでアレルギーになることが発見されているよ。ここでは、そのうちのいくつかを紹介するよ。

パイナップルくん

▶▶ ぼくは、パイナップル科のくだもの。ラテックス・フルーツ症候群をおこしやすいよ。

▶▶ ぼくを食べすぎて舌がピリピリするのは、アレルギーではなく、ぼくにふくまれるタンパク質分解酵素のせいかもしれないよ。舌をおおっているタンパク質が分解されて、ぼくの酸が舌を直接刺激してしまうんだ。

マンゴーちゃん

▶▶ わたしはウルシ科のくだものよ。アレルギーになると、うるしと同じように、さわると皮ふがかぶれてしまうことが多いわ。すぐに症状が出ることは少なくて、数時間〜2日以上たってから出ることが多いの。

▶▶ カバノキ科、ヨモギ科の花粉にアレルギーのある人は、わたしで口腔アレルギー症候群になることがあるわ。

すいかくん

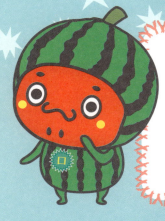

▶▶ ぼくはウリ科のくだもの。同じウリ科のメロンと交差抗原性があるよ。

▶▶ ぼくを食べて「口がかゆい」「のどがイガイガする」と思ったら、口腔アレルギー症候群かもしれないよ。カバノキ科、イネ科、キク科の花粉のアレルギーの人が、ぼくに交差反応をおこすことがあるんだ。

さくらんぼシスターズ

▶▶ あたしたちは、同じバラ科のくだもののもも侍・りんご姫とよく似ているわ。バラ科のほかのくだものや、シラカバなどカバノキ科の花粉にアレルギーのある人は、口腔アレルギー症候群になることがあるの。

▶▶ 熱を加えると、アレルギーをおこす力が弱まるところも、もも侍やりんご姫と同じよ。

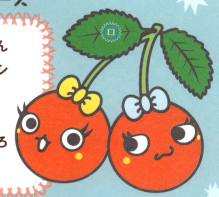

トマトさん

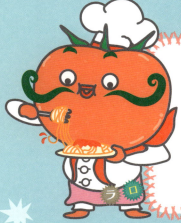

▶▶ わしには、数種類のアレルゲンがふくまれているよ。そのうちの1つは、スギの花粉と少しだけ交差抗原性があるんだ。スギ花粉のアレルギーの人は増えているみたいだから、わしのアレルギーのこともおぼえておいてね。

▶▶ わしもくだものと同じで、熱を加えると、アレルギーをおこす力が弱まるよ。

アボカドくん

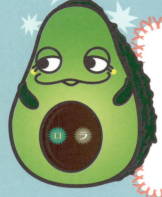

▶▶ おいらにアレルゲンがふくまれているってわかったのは、まだ最近なんだ。おいらを食べて、口腔アレルギー症候群になってしまう人がいるんだって。

▶▶ ラテックスアレルギーの人がおいらでも交差反応をおこして、ラテックス・フルーツ症候群になってしまうこともあるぞ。

アーモンドさん

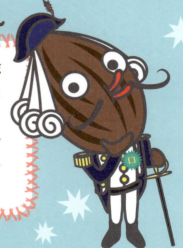

▶▶ わたくしはバラ科のナッツでございます。シラカバ科の花粉症の人は、わたくしで口腔アレルギー症候群になることがあるのでございます。

▶▶ わたくしはケーキやクッキーなどのお菓子をはじめ、ヨーロッパでは料理にもはば広く使われております。わたくしのアレルギーがある人は、お気をつけくださいませ。

まぐろとん

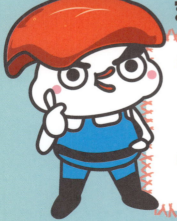

▶▶ おいらは、寿司屋で大人気の食べもの！ でも、魚どうしは交差抗原性が高いから、他の魚にアレルギーのある人は、おいらのアレルギーにも気をつけてくれよ。魚のアレルギーは、おとなになってから発症することが多いぞ。

▶▶ あまり新鮮でないおいらを食べると、仮性アレルギーになることもあるぞ。

たこちゃん

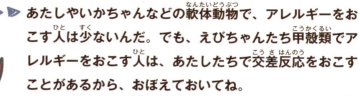

▶▶ あたしやいかちゃんなどの軟体動物で、アレルギーをおこす人は少ないんだ。でも、えびちゃんたち甲殻類でアレルギーをおこす人は、あたしたちで交差反応をおこすことがあるから、おぼえておいてね。

▶▶ あたしは、同じ軟体動物のいかちゃんたちと、交差抗原性があるから気をつけて！

たらこくん

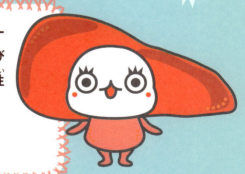

▶▶ ぼくはスケトウダラという魚の卵。いくらベイビーズや、にしんの卵のかずのこ、とびうおの卵のとびこ、子持ちししゃもなど、他の魚の卵と交差抗原性があるよ。

▶▶ 日本人は、魚の卵を使った料理をよく食べるよね。だから、ぼくたちのアレルギーになる人も多いんだ。

この他にも、お茶やお米、ごぼう、しょうが、食品添加物など、みんなの身近にあるさまざまな食べものが、アレルギーの原因になるよ。でも、パッケージへの表示について定められているのは、59ページまでで紹介した27品目だけなんだ。

だから、友だちといっしょに食事をするときには、食物アレルギーのせいで食べられないものがないか確認しあって、みんなで安心して食事を楽しもう。

みんなで食べると楽しくておいしい！だから、食物アレルギーのこともみんなで理解しあいたいわ。

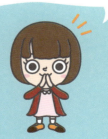

安心♥プラス ## 自分の食物アレルギーを正しく知ろう

　自分で「これは食物アレルギーだ」と思いこんで、食べられないものを勝手に決めてしまっていないかな？　それでは栄養がかたよったり、食べることが不安になったりしてしまうよね。そんなことにならないために、「食物アレルギーかもしれない」と思ったら、病院で検査してもらおう。ここでは、アレルギー専門のお医者さんによる、検査の方法を紹介するよ。

1. 問診をする

　病院へ行くと、お医者さんに右のようなことを質問されるよ。これは「問診」といって、お医者さんがきみのからだについて調べるための最初のステップなんだ。できるだけくわしく、アレルギーがおこったときのようすを話そう。

お医者さんのおもな質問

- どんな症状がどれくらい続いたか
- いつ、何を、どれくらい食べたか
- 他に病気はあるか　□ある　□ない
- これまで大きな病気にかかったことはあるか　□ある　□ない
- 飲んでいる薬はあるか　□ある　□ない
- 家族にアレルギーをもっている人はいるか　□いる　□いない
- ペットを飼っているか　□いる　□いない

何を食べたかを日記につけておくと、答えやすいね！

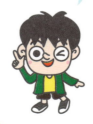

2. 原因となる食べものの見当をつける

どの食べものでアレルギーをおこすのか、だいたいの見当をつけるために、簡単な検査をするよ。検査方法はいろいろあって、どの検査をするかはお医者さんが判断するんだ。ここでは代表的な2つの検査を紹介するよ。

●プリックテスト

アレルゲンのエキスを皮ふにのせて、専用の針でおしあてるんだ。15〜20分後に皮ふがはれる程度を見て、何にアレルギーがおこりやすいか見当をつけるよ。

●IgE抗体検査

IgE抗体は、からだにアレルゲンが入ってくるとつくられる物質だよ。血液のなかのIgE抗体の量を調べて、何にアレルギーがおこりやすいか見当をつけるんだ。

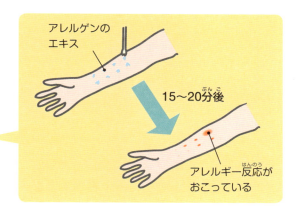

IgE抗体の量は、7段階でしめされるよ。

3. 原因となる食べものをより正確に調べる

2.でアレルギーがありそうだとわかったら、アレルギーを引きおこす食べものが何なのか、正確に知るための試験をするよ。

●食物経口負荷試験

見当をつけた食べものをじっさいに食べて、症状が出るかどうかを調べるんだ。重い症状が出る危険性があるから、すぐに対処できる専門の施設でおこなわれるよ。

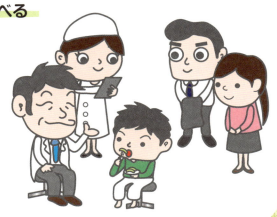

65

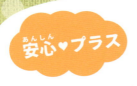

安心♥プラス 食物アレルギーがある!とわかったら

食べられないものだけ取りのぞく

食物アレルギーの治療の基本は、「**必要最小限の除去**」といって、食事から食べられないものだけを取りのぞくこと。しばらく原因食物を食べないようにして、症状がおきないようにすることで、からだがアレルゲンに反応しにくくなっていくよ。

ただし、まだアレルギーになっていない食べものは、アレルギーになる前に食べたほうがいい。そうすることで、将来アレルギーになる可能性を下げることができるんだ。除去のしすぎは禁物！ お医者さんや管理栄養士さんと相談しながら治療を進めよう。

食物アレルギーは、成長とともに治っていったり、原因となる食べものが変わったりするよ。だから、除去を続けるだけでなく、定期的に検査をして、食べられるものが増えたり変わったりしていないか、確認することもだいじなんだ。

栄養をおぎなえる食べものの例

食べられないもの	おもな栄養素	栄養をおぎなえる食べもの
鶏卵	タンパク質	肉、魚、とうふ（大豆）、牛乳　など
牛乳	カルシウム	ひじき、とうふ（大豆）　など
小麦	糖質	米、米粉を使ったパンや麺、雑穀を使った麺　など
魚類	ビタミンD	アレルギーの出ない魚、卵の黄身、きのこ　など

情報を集める・伝える

食物アレルギーの研究はどんどん進んでいる。数年前に正しいと考えられていたことが、いまではまちがっていると判明していることもめずらしくないんだ。アレルギーの情報は、命にかかわるたいせつな情報だから、こまめに集めて、まわりの人たちに伝えていこう。

正しい情報を集める

アレルギーの治療のために病院へ通っている人は、お医者さんの話をよく聞こう。診察の時間は、わからないことを教えてもらうチャンスでもあるよ。待合室のパンフレットやポスターなどでも、正しい情報が手に入るよ。インターネットで調べるときは、消費者庁、日本アレルギー協会などの信頼できる情報を選ぼう。

食物アレルギーサインプレートで伝える

「食物アレルギーサインプレート」は、まわりの人に自分のアレルギーのことを伝えるためのカードだよ。学校の行事で食事が出るときや、友だちの家に行くときなどに、胸やかばんにつけよう。

先生や友だちに伝える

学校の先生は勉強のことは教えてくれるけど、食物アレルギーのことを知っているとはかぎらない。集めた情報は、きみが先生になったつもりで、学校の先生や友だちに教えよう。

病院やドラッグストアで伝える

はじめての病院で診てもらうときや、ドラッグストアで薬を買うときは、自分の食物アレルギーについて伝えよう。薬や、病院で使うゴム手袋がアレルギーの原因になることもあるんだ。

くわしく知ろう！ 食品表示の見方

食品表示と特定原材料

食品表示とは、みんなの食の安全のために食品のパッケージに表示された、原材料などの情報のこと。

「キケンが多い7つの食べもの」の章で紹介した食べものは、食物アレルギーのキケンが高い。だから、それを加工食品の材料に使ったときには、必ずその名前を食品表示のらんに表示しなければならないんだ。この7つの食べもののことを「特定原材料」というよ。

「気にしておきたい20の食べもの」の章で紹介した食べものは、「特定原材料に準ずるもの」というよ。それを加工食品の材料に使ったら、その名前を表示したほうがよいとすすめられているんだ。

ただし、特定原材料に指定されている食べものでも、お弁当やお惣菜、飲食店で出される料理には、表示されていないことが多いから、気をつけてね。

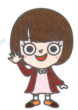

じっさいに食品表示を見てみよう！

あるチョコレートの食品表示

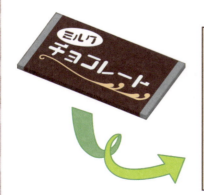

- ●名称：チョコレート
- ●原材料名：砂糖、ココアバター、全粉乳、カカオマス、植物油脂、脱脂粉乳、生クリーム、ヘーゼルナッツペースト、ホエイパウダー、バターオイル、乳化剤（大豆を含む）、香料
- ●内容量：35g
- ●賞味期限：この面に記載
- ●保存方法：直射日光を避けて23℃以下で保存してください
- ●製造者：〇×△　株式会社　〒〇×△　東京都〇×区△×〇

全粉乳：乳の代替表記
生クリーム：乳の特定加工食品
バターオイル：乳の代替表記
ホエイパウダー：乳の代替表記
脱脂粉乳：乳の代替表記

食べものの名前はいろいろ

じっさいの食品表示を見ると、わかりにくい表記が混じっていることに気づくよね。たとえば「全乳粉」というのは、乳の**代替表記**、つまり別の名前だよ。乳にアレルギーのある人は、「全粉乳」という表示のある食品もさけなければいけないんだ。

こんなふうに、この本で紹介した食べものには、別の名前がたくさんあるよ。アレルギーのある人は、気をつけなくてはいけない表記をおぼえておこう。

代替表記
アレルギーの原因となる食べものの別の名前。たとえば卵なら、「たまご」「鶏卵」「エッグ」などと書かれていることもあるんだ。

拡大表記
たとえば卵なら「厚焼きたまご」などのように、食べものの名前や代替表記がふくまれた表記のこと。

特定加工食品
アレルギーの原因となる食べものがふくまれているのがあきらかな加工食品のこと。たとえば、マヨネーズはぼくが入っているのをみんなが知っているから、名前が表記されないことがあるよ。

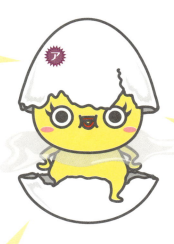

つぎのページからはそれぞれの食べものの具体的な表記を紹介するよ！

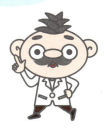

※特定加工食品は2020年3月31日までに廃止されます。その後は、アレルギーの原因となる食べものの名前が、必ず表示されるようになります。

特定原材料(表示しなければならない7つの食べもの)の表記

特定原材料名	代替表記	拡大表記	特定加工食品
卵	玉子、たまご、タマゴ、エッグ、鶏卵、あひる卵、うずら卵	厚焼玉子、ハムエッグ　など	マヨネーズ、オムレツ、目玉焼、かに玉、オムライス、親子丼
乳	生乳、牛乳、特別牛乳、成分調整牛乳、低脂肪牛乳、無脂肪牛乳、加工乳、クリーム(乳製品)、バター、バターオイル、チーズ、濃縮ホエイ(乳製品)、アイスクリーム類、濃縮乳、脱脂濃縮乳、無糖れん乳、無糖練乳、無糖脱脂れん乳、無糖脱脂練乳、加糖れん乳、加糖練乳、加糖脱脂れん乳、加糖脱脂練乳、全粉乳、脱脂粉乳、クリームパウダー(乳製品)、ホエイパウダー(乳製品)、たんぱく質濃縮ホエイパウダー(乳製品)、バターミルクパウダー、加糖粉乳、調整粉乳、発酵乳、乳酸菌飲料、乳飲料	アイスクリーム、レーズンバター、バターソース、ガーリックバター、カマンベールチーズ、プロセスチーズ、パルメザンチーズ、コーヒー牛乳、牛乳がゆ　など	生クリーム、ヨーグルト、アイスミルク、ラクトアイス、ミルク、乳糖
小麦	こむぎ、コムギ	小麦粉、こむぎ胚芽　など	パン、うどん
そば	ソバ	そばがき　など	―
落花生	ピーナッツ	ピーナッツバター、ピーナッツクリーム　など	―
えび	海老、エビ	えび天ぷら、サクラエビ　など	―
かに	蟹、カニ	上海がに、マツバガニ、カニシューマイ　など	―

特定原材料に準ずるもの(表示したほうがよい20の食べもの)の表記

特定原材料名	代替表記	拡大表記	特定加工食品
キウイフルーツ	キウイ	キウイジャム、キウイソース　など	―
バナナ	ばなな	バナナジュース　など	―

特定原材料名	代替表記	拡大表記	特定加工食品
オレンジ	―	オレンジソース、オレンジジュース　など	―
もも	モモ、桃、ピーチ	もも果汁、黄桃、白桃、ピーチペースト、もも缶詰　など	―
りんご	リンゴ、アップル	アップルパイ、リンゴ酢、焼きりんご、りんご飴　など	―
カシューナッツ	―	―	―
くるみ	クルミ	くるみパン、くるみケーキ　など	―
大豆	だいず、ダイズ	大豆煮、大豆たんぱく、大豆油、脱脂大豆　など	醤油、味噌、豆腐、油揚げ、厚揚げ、豆乳、納豆
ごま	ゴマ、胡麻	ごま油、練りごま、すりゴマ、切り胡麻、ゴマペースト　など	―
やまいも	山芋、ヤマイモ、山いも	千切りやまいも　など	とろろ、ながいも
まつたけ	松茸、マツタケ	焼きまつたけ、まつたけ土瓶蒸し　など	―
いか	イカ	いかフライ、イカ墨　など	するめ、スルメ
あわび	アワビ	煮あわび　など	―
いくら	イクラ、すじこ、スジコ	いくら醤油漬け、塩すじこ　など	―
さけ	鮭、サケ、サーモン、しゃけ、シャケ	鮭フレーク、スモークサーモン、紅しゃけ、焼鮭　など	―
さば	鯖、サバ	さば節、さば寿司　など	―
鶏肉	とりにく、とり肉、鳥肉、鶏、鳥、とり、チキン	焼き鳥、ローストチキン、チキンブイヨン、鶏ガラスープ、チキンスープ、鶏レバー　など	―
牛肉	牛、ビーフ、ぎゅうにく、ぎゅう肉、牛にく	牛すじ、牛脂、ビーフコロッケ　など	―
豚肉	ぶたにく、豚にく、ぶた肉、豚、ポーク	ポークウインナー、豚生姜焼、豚ミンチ　など	とんかつ、トンカツ
ゼラチン	―	板ゼラチン、粉ゼラチン　など	―

食物アレルギーのこと、みんなで知っておこう

食物アレルギーの国のぼうけんはどうだった？ 食物アレルギーのこと、しっかりまなべたかな？ じゃあ最後に、それぞれのキャラクターがどんな特徴をもっていたか、復習してみよう！

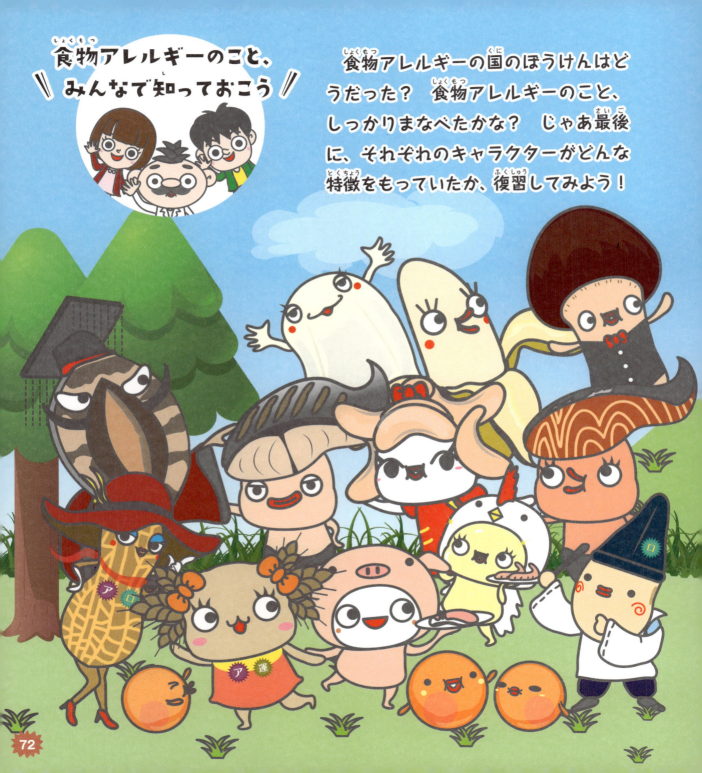

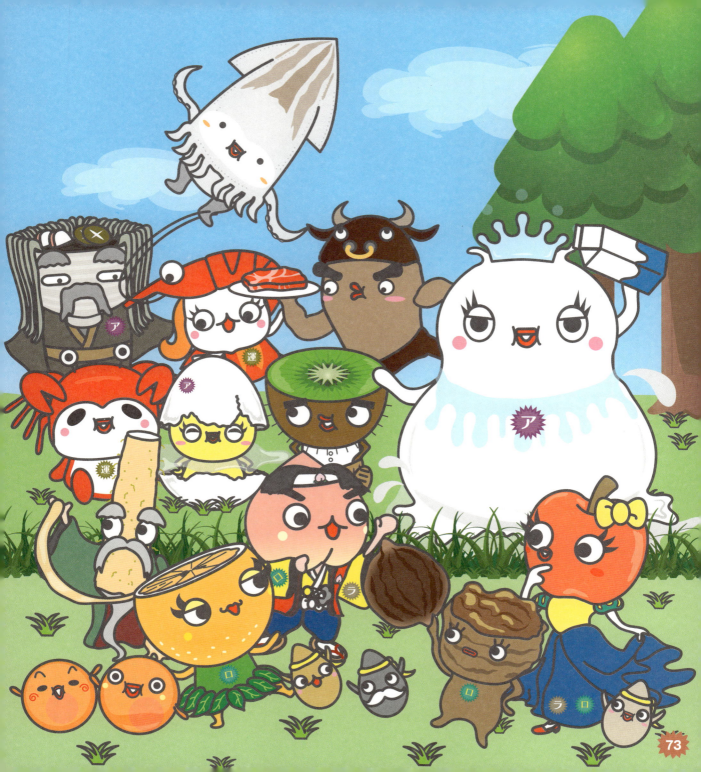

《ひとりでやってみよう！》
食物アレルギークイズ！

質問1 特定原材料に指定されている7つの食べものはどれかな？

質問2 特定原材料に準ずる食べものはどれかな？
それぞれ番号で答えよう！

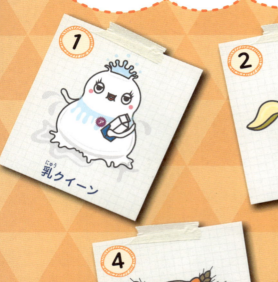
1 乳クイーン

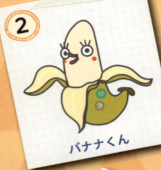
2 バナナくん

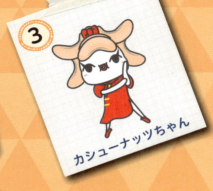
3 カシューナッツちゃん

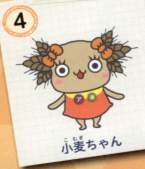
4 小麦ちゃん

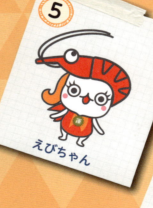
5 えびちゃん

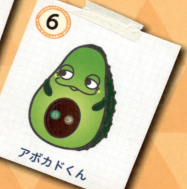
6 アボカドくん

特定原材料の最初の文字は「そ・こ・か・ら・に・え・た」だよ！

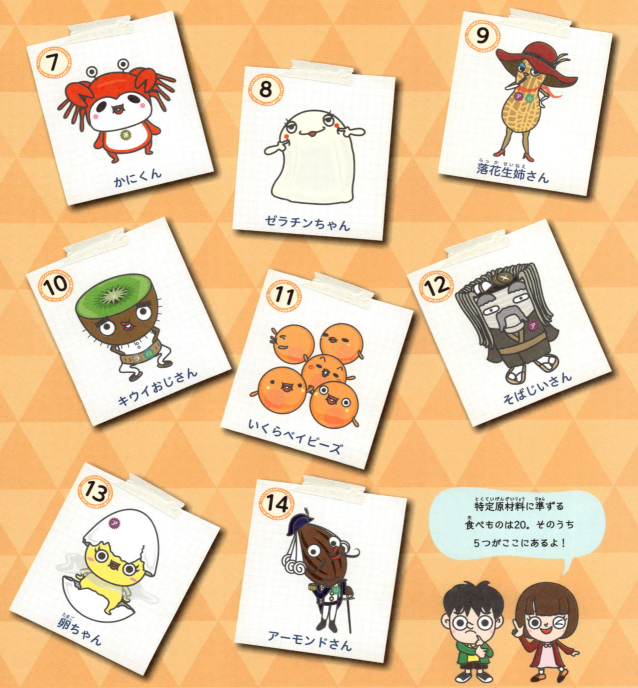

食物アレルギーキャラクターリスト

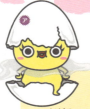

卵
▷食物アレルギー全体のなかで、アレルギーの人が1番多い。
▷成長すると治る人が多い。
→ p.14

乳
▷食物アレルギーのなかで2番目に多い。
▷発酵しても加熱してもアレルギーをおこす力は弱まらない。
→ p.16

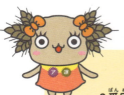

小麦
▷3番目に多いアレルギー。おとなになってから発症する人も多い。
▷食物依存性運動誘発アナフィラキシーをおこしやすい。
→ p.18

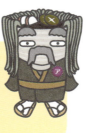

そば
▷わずかな量でもアナフィラキシーをおこしやすい。
▷おとなになっても治りにくい。
→ p.20

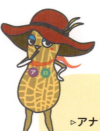

落花生
▷アナフィラキシーをおこしやすい。
▷高温で炒ると、アレルギーをおこす力が強くなる。
→ p.22

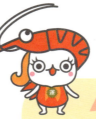

えび・かに
▷えびのアレルギーの人の6割が、かにでも交差反応をおこす。
▷食物依存性運動誘発アナフィラキシーをおこしやすい。
→ p.24

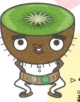

キウイ
▷くだもののなかで、アレルギーの人が1番多い。
▷緑色のキウイよりゴールドキウイのほうが、アレルゲンが少ない。
→p.36

バナナ
▷くだもののなかでは、赤ちゃんが発症しやすい。
▷口腔アレルギー症候群やラテックス・フルーツ症候群になりやすい。
→p.37

オレンジ
▷イネ科の花粉症の人が口腔アレルギー症候群になりやすい。
▷他のかんきつ類と交差抗原性がある。
→p.38

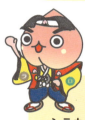

もも・りんご
▷シラカバの花粉や、バラ科の他のくだものと交差抗原性がある。
▷加熱すると、アレルギーをおこす力が弱くなる。
→p.39

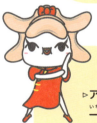

カシューナッツ
▷アレルギーの人は少ないけれど、一度なるとアナフィラキシーをおこしやすい。
▷ピスタチオと交差抗原性がある。
→p.40

くるみ
▷口腔アレルギー症候群になりやすい。
▷ピーカンナッツ、落花生などと交差抗原性がある。
→p.41

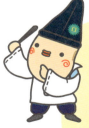

大豆
▷いくつものアレルゲンが、それぞれに症状をおこす。
▷しょう油、みそなどの発酵食品は食べられる人が多い。
→p.42

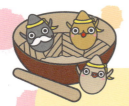

ごま
▷一度アレルギーになると治りにくい。
▷つぶのままよりすりごま、練りごまのほうが、アレルギーをおこしやすい。
→p.48

やまいも
▷手や口のかゆみ・かぶれは、アレルギーとは別の原因が引きおこしている場合が多い。
→p.49

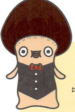

まつたけ
▷じんましんやげりなどの症状は、仮性アレルギーの可能性が高い。
▷まれに、アナフィラキシーをおこす人もいる。
→p.50

いか
▷軟体動物との交差抗原性が高い。
▷食べておなかが痛くなるときは、食中毒の可能性もある。
→p.51

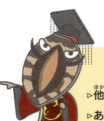

あわび
▷他の貝類との交差抗原性が高い。
▷あわびにそっくりのラパス貝のほうが、アレルギーをおこしやすい。
→p.52

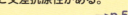

いくら
▷一度アレルギーになると、2～3粒でアナフィラキシーをおこすこともある。
▷他の魚の卵と交差抗原性がある。
→p.53

さけ・さば
▷魚の多くは同じアレルゲンをもつ。
▷さばなどの青魚は、食中毒の原因にもなりやすい。
→p.54

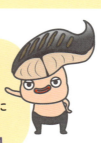

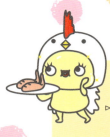

鶏肉

▷ にわとりの卵との交差抗原性は、ほとんどない。
▷ 加熱すると、アレルギーをおこす力が弱くなる。
→ p.56

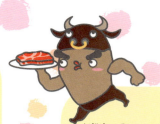

牛肉

▷ 症状が出るまでに時間がかかる。
▷ 牛乳との交差抗原性は、ほとんどない。
→ p.57

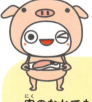

豚肉

▷ 肉のなかでも、アレルギーを引きおこす可能性がとくに低い。
▷ ハムやソーセージでおこった症状は、卵や乳のアレルギーの可能性が高い。
→ p.58

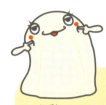

ゼラチン

▷ 以前はワクチン接種からアレルギーになる人が多かった。
▷ 食べてアレルギーになる可能性は低い。
→ p.59

食物アレルギーをよく知って安心できる食生活を!

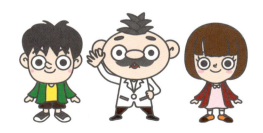

タベル先生の案内で、食物アレルギーについてまなんだ安太と心美。それぞれの食べものの特徴や、注意するポイントがよくわかりました。みなさんも、正しい知識を身につけて、食べられるものを安心して食べてね。

[主な参考文献]
「アナフィラキシーガイドライン」(日本アレルギー学会)、『これだけでわかる食物アレルギー』(みらい)、『食物アレルギーA to Z』(第一出版)、『食物アレルギー診療ガイドライン2016』(協和企画)、『食物アレルギーのすべてがわかる本』(講談社)、『食物アレルギーのすべて』(診断と治療社)、「よくわかる食物アレルギーの基礎知識」(環境再生保全機構)、「アレルギー物質を含む食品に関する表示について」(消費者庁)、「食物アレルギーに関連する食品表示に関する調査研究事業報告書」(消費者庁)

[監修者紹介]

赤澤 晃 (あかさわ・あきら)

東京都立小児総合医療センター からだの専門診療部 アレルギー科部長
日本アレルギー学会指導医、日本小児臨床アレルギー学会理事長、日本小児科学会専門医。著書に『正しく知ろう 子どものアトピー性皮膚炎』(朝日出版社)、『おうちで学校で役に立つアレルギーの本』シリーズ(WAVE出版)など。

[イラストレーター紹介]

いとうみつる (いとう・みつる)

広告デザイナーを経てイラストレーターに転身。ほのぼのとした雰囲気で描く、"ゆるくコミカル"な感覚のキャラクター作成を得意とする。

● 本文テキスト　香野健一
● デザイン・編集・制作　ジーグレイプ株式会社
● 企画・編集　株式会社日本図書センター

安心して食事ができる！
食物アレルギーキャラクター図鑑

2018年 1月25日　初版第1刷発行

監修者　　赤澤 晃
イラスト　いとうみつる
発行者　　高野総太
発行所　　株式会社 日本図書センター
　　　　　〒112-0012　東京都文京区大塚3-8-2
　　　　　電話　営業部 03-3947-9387
　　　　　　　　出版部 03-3945-6448
　　　　　http://www.nihontosho.co.jp
印刷・製本　図書印刷 株式会社

© 2018 Nihontosho Center Co.Ltd.　Printed in Japan
ISBN978-4-284-20407-1　C8047